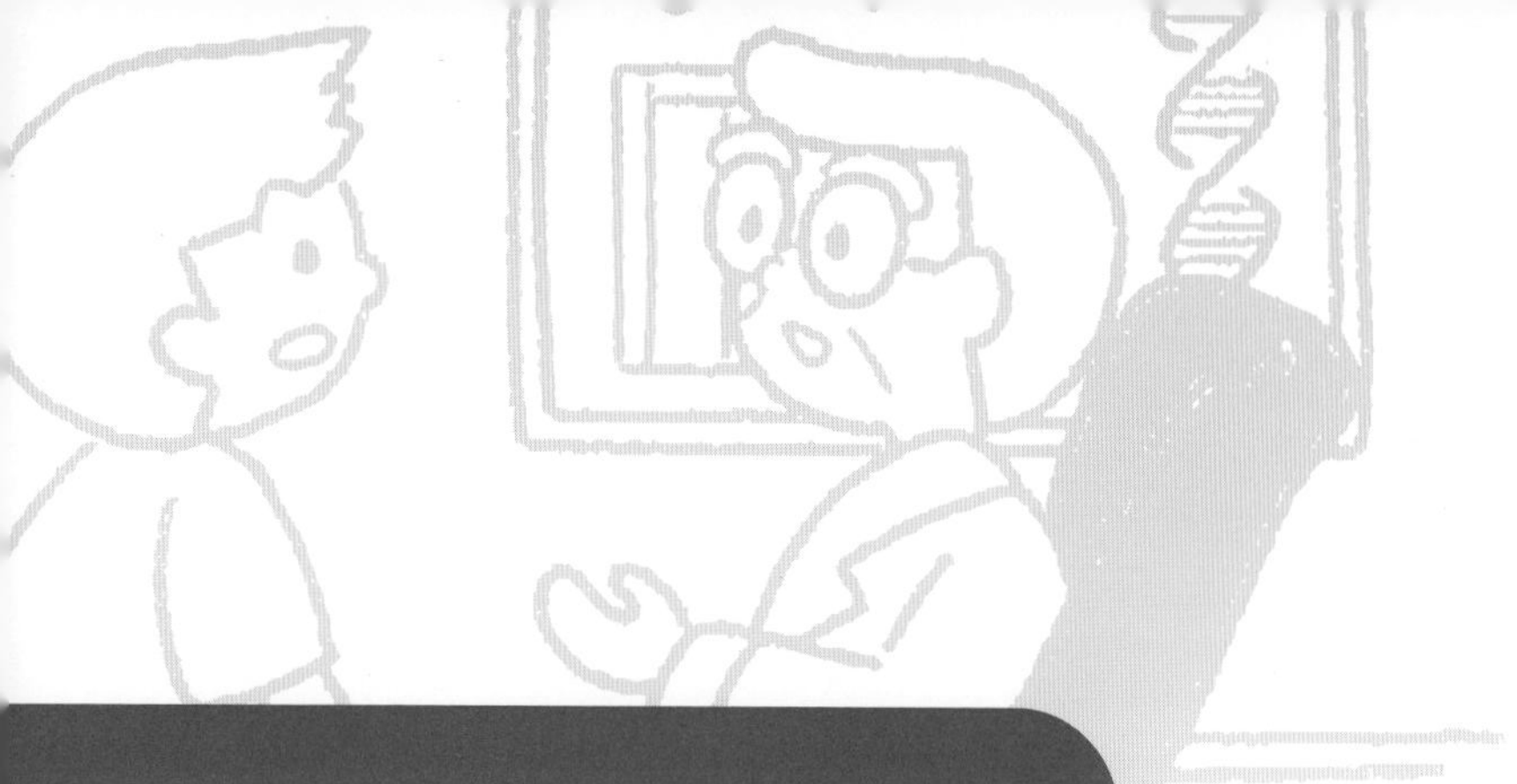

病気の基本から
予防法、最新治療薬まで

認知症とその治療法がよくわかる本

医療法人社団 玉恵会 こしがや脳神経外科 院長
玉野吉範 Yoshinori Tamano

アーク出版

はじめに

この本を手に取られる方は、身近な人の物忘れや、ご家族が今までと異なるおかしな行動をとるようになり心配されている方、またはすでに認知症と診断された方など、現在の認知症の診断や治療、そして治療方法について知りたい方が多いと思います。最近では「アデュカヌマブ」というアルツハイマー病に対する新薬についてのニュースを耳にされた方も多いでしょう。

一概に認知症と言っても多くの原因があります。脳外科的疾患やホルモンの異常、ビタミン不足等で発症するものは手術や投薬で治療することができます。しかし、アルツハイマー病を始めとする脳変性疾患による認知症には、これまで治療が難しいとされてきました。

しかし、この本の執筆中に、アルツハイマー病の新規治療薬「アデュカヌマブ」がアメリカのＦＤＡ（食品医薬品局：Food and Drug Administration）に条件つきなが承認されるというニュースが舞い込んできました。

これまで根本的治療方法がなかったアルツハイマー病を治してしまう可能性のある初めての治療薬です。これは一体、どういった薬なのでしょうか。

アデュカヌマブは、アルツハイマー病の原因と考えられているタンパクに対する「抗体」をもとに開発された薬です。

アルツハイマー病は次のような経過で発症すると考えられています。①アミロイドタンパクという異常タンパクが脳内の神経細胞外に蓄積し老人斑を形成、②その後に神経細胞の骨格をなすタウタンパクが〝リン酸化〟という過程を経て正常機能が失われ、正常機能を失ったタウタンパクが神経細胞内に蓄積（神経原線維変化）、このような経緯によって最終的に神経細胞が破壊され、アルツハイマー病を発症すると考えられています。

これはアミロイド仮説と呼ばれています。この仮説からすると、初めに蓄積するアミロイドタンパクを脳内から除去してしまえば、その後に続く神経細胞の障害を防ぎ、結果的に認知症の発症予防に効果があると考えられています。

蓄積されたアミロイドタンパクをどうやって脳内から除去するかというと、人間に備わっている免疫機能を活用し、人工的に作り上げられたアミロイドタンパクに対する抗体を利用するのです。そのため、この治療方法は「抗体療法」と呼ばれており、アデュカヌマブはまさにこの抗体による治療方法なのです。

一方、抗体を人工的に作るのではなく、体内で作られるのを待つのが「ワクチン療法」です。これは、弱毒化もしくは無毒化した抗原（病気の元になるもの）を体内に入れて、抗原に対する抗体が体内で自然に作られるのを待つ方法です。こちらのワクチン療法の方が抗体療法より簡便であり、安全性も高いと言われています。

アデュカヌマブの抗体療法が開発されるまで、アミロイドタンパクから形成される老人斑を除去するワクチン療法が試されてきました。

動物実験ではマウスに人工的に老人斑をつくり、その後ワクチンを接種したところ、マウスの脳内から老人斑は消失し、また認知機能も改善したのです。

そこで実際にアルツハイマー病の患者に対してワクチン療法が試されましたが、一部の患者に脳髄膜炎という重篤な副作用が出てしまい、この治験は中止となってしまいました。

ワクチンを使った治験は中止となりましたが、その後の解析で2つの重要なことがわかりました。

ワクチンを接種した後に死亡した症例の脳解剖を行ったところ、①人間においても老人斑の多くが消失していたこと、②老人斑に対する抗体が上昇した人は、そうでない人に比べると認知症の進行が抑えられたことです。

老人斑を脳内から除去するワクチン療法は認知機能低下を防ぐことに一定の効果が期待されるため、現在においても安全なワクチン療法の開発が世界中で進められていますが、いまだに安全性が確認され実用性があるものはありません。

ワクチン療法が行き詰まるなか、抗体を直接体内に投与する抗体療法というものが注目されました。もともとアルツハイマー病になりにくい高齢者には、老人斑に対する抗体が体内に自然に備わっていることが発見されたからです。

アルツハイマー病になりにくい高齢者のアミロイドタンパクに対する抗体をもとに開発されたものが、アデュカヌマブなのです。２０２１年6月にアメリカのＦＤＡで審査の上に承認され、日本でも２０２１年現在、厚生労働省で承認審査中です。アルツハイマー病の根治治療薬としての期待が高まっています。

＊

この本では第１章で、認知症とはどのような病気かを知ってもらうために、認知症の定義とその原因を述べます。さらに、先ほど簡単に紹介したアデュカヌマブのより詳しい内容も述べます。

第２章では、アルツハイマー病だけでなく、レビー小体型認知症などの脳変性疾患や脳血管障害による認知症など、認知症を引き起こす病態別の診断と最新の治療法について説明します。

第２章で述べた認知症以外にも、認知症に似た症状が現れる病気があります。そのなかにはアルツハイマー病と間違って診断されやすいもの、認知症と併発しやすいもの、そしてもともとの病気を治すと認知症症状が治まるものなどがあります。第３章ではそのような病気について説明します。

そして第4章では、認知症にならないための生活習慣や、今日から始められる予防方法について述べていきます。

最近では研究も進み、さまざまな認知症に対して積極的に治療を行うことができるようになってきています。この本で認知症に対する理解を一層深めていただければ幸いです。

＊

最後に、表紙に素敵なイラストを描いてくださった沼崎安美さん、ありがとうございました。

2021年10月　吉日

医療法人社団　玉恵会
こしがや脳神経外科　院長
玉野　吉範

認知症とその治療法がよくわかる本／目次

第2章　認知症の病態別症状と治療法

第3章 認知症と似た症状が現れる病気

2

第4章 認知症の予防方法

カバー装丁／石田嘉弘
カバーイラスト／沼崎安美
本文DTP／丸山尚子
編集協力／デナリパブリッシング株式会社（桑田　茜）

第1章

アルツハイマー病と最新治療薬アデュカヌマブ

認知症とはどのような状態のことをいうのでしょう。身近な人の物忘れが気になってきた方は、「これって認知症なのかな……」と心配されることも多いでしょう。第1章では認知症とはどのような病気かを知ってもらうために、まず第1項でその医学的な定義を述べます。

認知症の前段階に軽度認知障害（MCI：Mild Congnitive Impairment）という状態があります。軽い物忘れが気になるという状態ですが、加齢による物忘れの場合と認知症の早期段階の場合とがあります。MCIから認知症に進んでしまう可能性は5〜15％と言われていますが、このMCIの段階で治療を始めると16〜41％の人が正常な状態に戻るとも言われています。MCIの状態から認知症への移行をいかに食い止めることができるかがとても重要なわけです。

MCIの状態が進行しその先に発症する認知症には、アルツハイマー病、レビー小体型認知症、脳血管性認知症などがあります。

2、3項でそれら認知症のなかで一番多いアルツハイマー病について、また最近アメリカで承認された新しい治療薬アデュカヌマブの開発と作用するしくみについて説明します。

1 認知症とはどのような「病気」なのか

——原因、症状、物忘れとの違い

「認知症」と診断される症状

認知症とよく耳にされると思いますが、実際どのような症状を呈すると認知症なのでしょうか。医学的にはちょっと難しく定義されています。

——生後、いったん正常に発達した種々の精神機能が慢性的に減退・消失することで、日常生活や社会生活を営めない状態である。精神発達障害等で生後から障害を受けてしまっている場合は除く

わかりやすくいうと、50歳や60歳ぐらいまで正常に普通に暮らしていた人が、なん

らかの原因によって認知機能が悪くなって、日常生活や社会生活が続けられなくなった状態のことをいうのです。

ここで重要なのが、「いったん獲得した知識や行動が、認知機能の低下でできなくなってしまう」ことです。もともと知っていたこと、大人として当然知っていることが分からなくなってしまい、それに伴って日常生活に支障が出てしまう状態をいっています。今まで知らなかったことは、当然わかりませんのでその場合は除きます。また、その方の社会活動状況や日常生活のレベル、知的活動レベルにも依存します。

そしてもう一つ重要なことがあります。それは、「日常生活や社会活動が営めない状態」という部分です。

人はそれぞれその人の日常生活の程度に合わせて社会活動を行っています。たとえ認知機能が低下していても、その方や周囲の人が困っていないならば、それは認知症と診断しないのです。

しかしここで問題となってくるのが、認知機能低下はあるが日常生活はできている、しかしときどき少し困ることがあるというような中途半端な状態です。これが先ほど述べた軽度認知障害（ＭＣＩ）と呼ばれている状態なのです。

物忘れ（軽度認知障害：MCI）

MCIは、軽い物忘れを本人が自覚しているものの、医学的検査では認知症とは診断できない状態です。この状態は、いわば年齢相応の物忘れ（医学的には正常範囲内の人）とアルツハイマー病に代表される認知症の早期段階の人が混ざっている状態です。ここで、今後の治療を進めるうえで、MCIが加齢による物忘れなのか、それとも認知症の早期段階なのかを判断することが重要になります。

MCIの医学的な定義は以下のとおりです。

① 本人に病識があり
② 日常生活動作や認知機能は生活動作するうえで支障なし
③ 年齢や教育レベルに影響されない
④ まだ認知症ではない

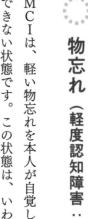

加齢からくる物忘れはゆっくり進行します。外来で認知症の検査を行っても、その悪化の程度はとても緩徐《かんじょ》で、ときには改善したりします。

しかしアルツハイマー病に代表される認知症は、基本的には進行性であり、無治療であればグングン進行してしまいます。

また多くの場合はアルツハイマー病などの認知症になってしまうと、本人は病気の自覚がない（病識がない）場合が多いのですが、ＭＣＩでは病識があるのが特徴でもあります。

外来で診察をしていますと、１人で来院して「物忘れが気になります」という患者さん（病識がある）は、ほとんどの場合、心配のない物忘れ（加齢からの物忘れや心配性の方）です。

一方、家族が嫌がる患者さんをなんとか説き伏せて連れてくる（病識がない）といった場合は、本当の認知症である場合が多いのです。また物忘れに関しても、思い出せない内容に対してヒントを与えるとＭＣＩは思い出せますが、アルツハイマー病に代表される認知症ではヒントを与えても完全には思い出せません。

■MCI（軽度認知障害）と認知症との違い

	MCI	認知症
病識（自覚）	病識あり	病識なし
症状	改善することがある	進行性
受診のきっかけ	物忘れが心配で自分から受診	多くの場合、家族が心配して受診
昨日食べたものは…	少しのヒントで思い出す	ヒントを出しても思い出せない

一般的にＭＣＩの状態の人に対して医療的、介護的な介入をせずに放置すると、約10人に１人が認知症へと進行すると考えられています。２０２０年の日本におけるＭＣＩの患者数は約８７０万人といわれており、これは65歳以上の高齢者（３６４０万人）の約４人に１人です。驚くべき数字です。

しかしＭＣＩの状態で適切な医学的および介護的な介入を行うと、正常な状態に戻る場合があります。だいぶ幅がありますが、およそ16％から41％の人が正常の認知機能に戻る可能性があるとされています。

認知症の根本的な治療方法がいまだに

ない現状では、このＭＣＩの状態から認知症への移行をなんとか食い止めていく必要があります。

認知症の3大病態の特徴

認知症には、大きく3つの原因があります。アルツハイマー病、レビー小体型認知症、脳血管性認知症です。認知症診断は医師による主観的な考え方が反映される場合が多いため、発症原因の割合は報告によって違いがあります。しかし、おおよそアルツハイマー病が50％、レビー小体型認知症は20％、脳血管性認知症が15％、その他の原因が15％程度であると思われます。

①アルツハイマー病

認知症の原因として1番多いのはアルツハイマー病です（約50％）。認知症といえばアルツハイマー病といわれるほど現在では一般的によく知られている病名です。

私が医学生だったころは、65歳以下で発症した場合はアルツハイマー病、それ以上の年齢で発症した場合はアルツハイマー型老年痴呆症と分けて分類されていましたが、現在では発症年齢に関係なくアルツハイマー病と統一されています。

アルツハイマー病における脳には特徴的な病理所見が2つあります。1つはアミロイドタンパクというものが蓄積して生じる老人斑。もう1つは神経細胞の骨格の役割を果たすタウタンパクがリン酸化という過程を経てその機能が障害されてしまう神経原線維変化です。

1つめの老人斑は認知症症状を発症する20年ぐらい前から徐々に脳内に蓄積していることがわかっています。そして老人斑の蓄積からかなり遅れて神経原線維変化が起こり、最終的にアルツハイマー病を発症すると考えられています（発祥の詳細については2項で述べます）。

②レビー小体型認知症

脳の変性疾患としてアルツハイマー病の次に多いのがレビー小体型認知症です（約20％）。

レビー小体型認知症の特徴は認知機能の低下とともに多くの場合に幻視症状が見ら

れることです。症状の詳細は後に述べますが、その幻視は生き生きとした、あたかもそこに人や小動物がいるかのように患者さんには見えるのです。

私の外来に通院しているレビー小体型認知症の患者さんの幻視は、例えば知らない子供や動物がいっぱい部屋にいる、小さな虫が壁や床に見えるなどの症状が多く聞かれます。

また、レム睡眠行動異常症という睡眠時に起こる症状も特徴的です。これは認知症を発症するかなり以前から見られる症状でもあり、特に夢を見ている時、その夢に合わせて無意識に大声で寝言を発したり、起き上がって部屋の中を歩き回ったり、時には壁やベッドパートナーを殴ったりしてしまうことがあります。しかし患者さんは全くこれらのことを覚えていません。

また、レビー小体型認知症ではパーキンソン病を併発したり、認知症の症状が良い時と悪い時の変動がとても大きいなどの特徴もあります。

③脳血管性認知症

アルツハイマー病やレビー小体型認知症といった脳変性疾患以外に多い認知症の原

因は、脳血管性認知症です（約15%）。1995年から2010年ぐらいまでの間は、認知症の大部分の原因がこの脳血管性認知症であるといわれていました。

一般に脳梗塞や脳内出血、くも膜下出血などの脳卒中に起因する認知症の総称です。現在ではこれらの突然発症の脳卒中に起因する認知症だけでなく、認知症の症状がゆっくり進行する脳小血管病性認知症といわれるものも含まれます。脳小血管病性認知症とは、皮質下血管性認知症ともいわれており、多発ラクナ梗塞性認知症とビンスワンガー型認知症が代表的です。

多発ラクナ梗塞性認知症とは、症状が出ない程度の小さな脳梗塞が時間を置いて多発性に発生し、その影響で徐々に認知機能が低下する病態です。一方、ビンスワンガー型認知症とは、脳の白質と呼ばれる部位が主に障害されて発症し、その主な原因は慢性的な脳虚血や血液脳関門(血液中の有害な物質が脳に侵入しないように守る機能)の機能不全です。

以上述べてきた認知症の各種病態は一般的に高齢者で発生しやすく、そして互いにオーバーラップします。最近、増加傾向にあるのがアルツハイマー病とレビー小体型認知症との合併症例です。一方、脳血管性認知症は、その発生原因である生活習慣病の予防や治療が広く行き渡ってきたこともあり、現在では減少傾向です。

この3大認知症以外には、前頭側頭型認知症、正常圧水頭症や脳腫瘍、慢性硬膜下血腫、高齢者てんかん、甲状腺機能低下症やビタミンB_{12}欠乏症、感染症、そしてうつ病等があります。これらの病態については2章、3章で説明します。

2 アルツハイマー病発症のしくみ
――特徴、原因、遺伝との関連

前述のとおり、認知症の代表的な原因疾患としてはアルツハイマー病があげられます。認知症の原因の約50%がアルツハイマー病であると言われており、認知症といえばアルツハイマー病と、イコールに考えている方も多いと思います。ここではまず、アルツハイマー病の病理（脳細胞を直接、顕微鏡を使って調べることです。多くの場合は死後に行われます）について説明しましょう。

アルツハイマー病の病理学的特徴

アルツハイマー病で脳にみられる特徴は前にも述べたとおり以下の2点です。

①老人斑（アミロイドタンパク）

②神経原線維変化（リン酸化タウタンパク）

新薬のアデュカヌマブは、①の老人斑をつくる原因であるアミロイドタンパクを除去する抗体であると述べましたが、では老人斑とは一体どのようなものなのか、アルツハイマー病の発見の歴史とともに解説しましょう。

●アルツハイマー病の病理的特徴の発見

この病名は、世界で初めてこの病気を発見したドイツ人医師のアロイス・アルツハイマーの名前に由来します。

アルツハイマー先生は、1864年6月にドイツの小さな都市、マルクトブライトで生まれました。今もその生家の玄関右手には彼の功績を記念してプレートが掲げられています。

1901年、アルツハイマー先生はある51歳の女性患者さんを診察します。彼女は帰る家もわからず、そして家族さえも見わけることができませんでした。現在、問題になっているアルツハイマー病の症状を呈していたのです。

患者さんは1906年に亡くなりましたが、アルツハイマー先生は彼女を死後病理解剖してその脳を詳細に調べ、同年に医学学会に彼女の臨床症状と神経病理学的特徴を発表しています。

彼女の脳は大脳の萎縮とそれにおける神経細胞の減少、そしてこの病気の特徴である2つの事柄を発見しました。以下の2点です。

①神経細胞と神経細胞の間（神経細胞外）に発見された、神経を障害する神経毒として細胞外沈着物質（老人斑）が多く存在していること

②多くの場合に死んでしまった神経細胞の中に神経線維が絡み合ったもつれ（神経原線維変化）があること

この発表以降、認知症症状を呈し死後の解剖で脳内に特徴的な老人斑と神経原線維変化が認められる場合に、アルツハイマー病と診断されるようになりました。

アルツハイマー病の特徴的な病理所見である老人斑と神経原線維変化ですが、特に老人斑が形成されてからその後に神経原線維変化が始まることから、老人斑こそがアルツハイマー病の主原因であると考えられました。その仮説から老人斑に焦点を当てた研究と治療薬の開発が始まりました。

アルツハイマー病の主要原因は老人斑（アミロイド仮説）

老人斑がアルツハイマー病の主要原因であるという仮説は現時点においても支持されています。その後の研究で老人斑の主成分がアミロイドタンパクという物質であることが解明されたことから、この仮説は現在ではアミロイド仮説と呼ばれています。

この仮説から、アミロイドタンパクを脳から取り除くことができれば、アルツハイマー病は治すことができるのではないかとの期待が高まり、世界中の研究機関で治療薬に関しての研究が始まりました。

老人斑の主成分であるアミロイドタンパクの正式名称はアミロイドベータタンパクというものです。このタンパクの主要構成成分であるアミノ酸が40番目で終わるアミロイドベータ40（Aβ-40）と42番目で終わるアミロイドベータ42（Aβ-42）との2種類が主に存在することがわかっています。両者とも脳内で産生されるものですが、

■アミロイドタンパクが生成される過程

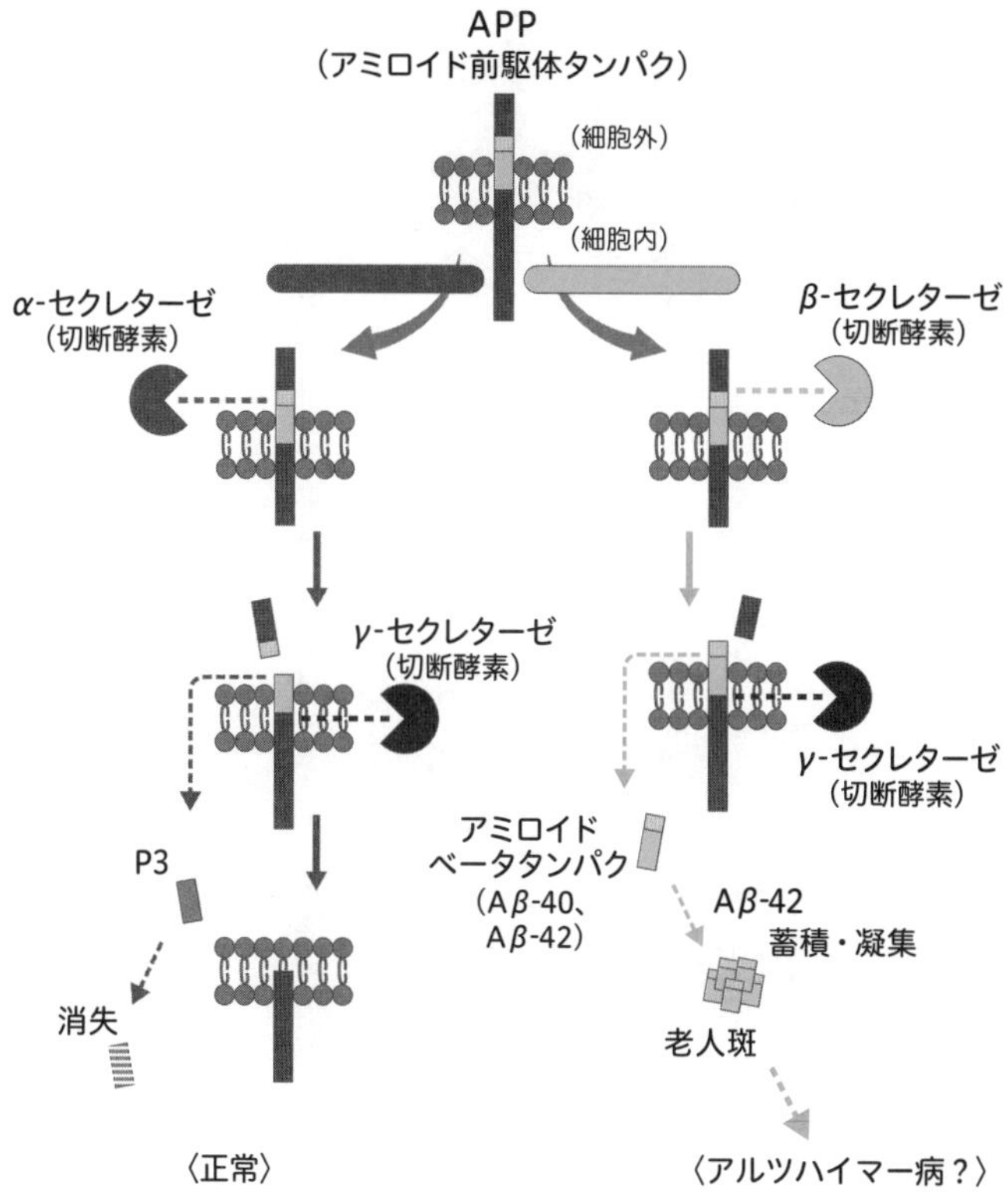

特にアルツハイマー病発症に関してはAβ-42が多く産生され神経毒として作用しています。

アミロイドタンパクの生成

このアミロイドタンパクは正常な脳内でも産生されていることがわかっています。ではアミロイドタンパクは人間の脳内でどんな働きをしているのでしょうか? 残念ながらその正確な働きはいまだにわかっていません。しかし、その生成過程は詳しく解明されています。

少し難しくなりますが、アミロイドタンパクは、神経細胞の細胞膜にあるアミロイド前駆体タンパク、(APPと呼ばれます)から産生されます。このAPPは3種類の切断酵素(αセクレターゼ、βセクレターゼ、γセクレターゼ)の働きによって分解され、それぞれ異なったタンパクが産生されますが、その過程でアミロイドタンパクが生成されるのです。

APPにαセクレターゼが働くと、その後γセクレターゼの作用を受けて最終的にp3というタンパクが産生されます。このp3はアルツハイマー病の発症には関係がありません。

一方、APPにβセクレターゼとγセクレターゼが働くと、アミノ酸が40個のアミロイドベータ40タンパク（Aβ-40）と42個のアミロイドベータ42タンパク（Aβ-42）という2種類のアミロイドタンパクが産生されます。

この2つのアミロイドタンパクはアミノ酸の分子量がたった2つしか違わないのですが、大きな性質の違いが存在します。Aβ-40は水溶性であり水に溶けやすい性質がありますが、Aβ-42は不溶性で、しかも脳内で凝集しやすい性質を持っているのです。

正常な脳内ではAβ-40が約90％と多く産生されますが、アルツハイマー病の場合は水に溶けにくいAβ-42が正常な場合と比べてより多く産生されることが分かっています。

40歳から始まるアミロイドタンパクの凝集

水に溶けにくく（不溶性）脳内に凝集しやすいアミロイドベータ42。この蓄積がアルツハイマー病の原因である老人斑の始まりです。

■老人斑の形成から認知症発症までの時間的経緯

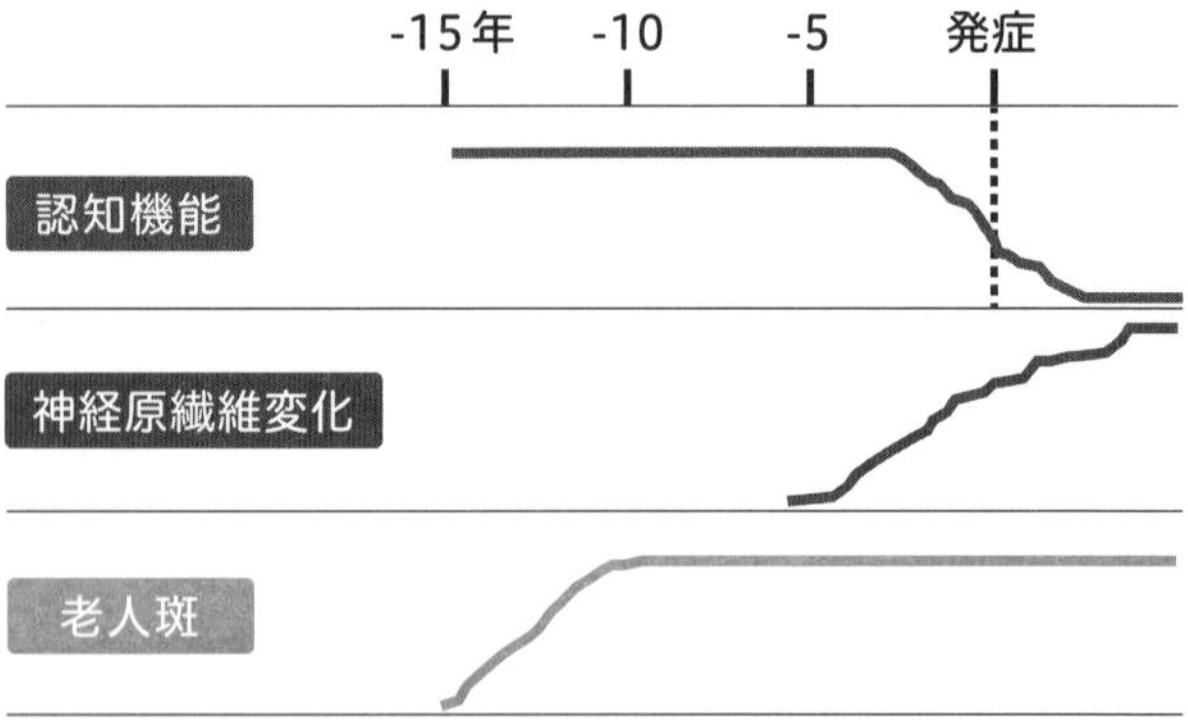

早い人では40歳くらいから徐々に脳内に蓄積していくことが最近の研究でわかっています。

このアミロイドベータ42が死滅した神経細胞やそのまわりにあるグリア細胞（神経細胞を支えている細胞）やミクログリア（脳内の免疫細胞）などを巻き込んで最終的に老人斑を形成します。

●神経原線維変化とタウタンパクの性質変容

老人斑ができた後に、神経細胞の死滅を示す神経原線維変化を来します。神経原線維変化とは、神経細胞の骨格をなすタウタンパクという物質が、「リン酸化」

というプロセスを経て、正常なタウタンパクの性質が消失してしまうものです。その結果、正常な神経細胞の構造を保てなくなり、神経細胞は死滅します。

アルツハイマー病と遺伝との関連

アルツハイマー病には遺伝的に発症する家族性アルツハイマー病があります。ただし、大部分のアルツハイマー病の患者さんは遺伝とは関係なく発症します。

しかし遺伝性ではない場合でもアルツハイマー病の発症リスクに有意に関連する遺伝的要因があり、それがアポリポタンパクと呼ばれるものです（これは、この遺伝的要因があっても必ずアルツハイマー病を発症するというわけではなく、あくまでも発症のリスクが高くなるということです：56ページコラム参照）。

少し難しくなりますがこのアポリポタンパクは、体内でリポタンパクと結合して脂質の代謝や体内での運搬に関与しています。1993年に発見されたタンパクで、299個のアミノ酸から成り立っています。アポリポタンパクはAからEまでの5種に大別され、それらはサブクラスを持っています。これらのうちアポリポタンパクEにも3つのサブタイプ（E2、E3、E4）があり、そのうちE4といわれているものがアルツハイマー病の発症に有意に相関しています。

自分がE2、E3、E4のどのタイプなのかは血液検査で簡単に分かりますが、3種類のサブタイプのうち、E3が約50％以上と一番多く存在しています。

日本人の健常者でのE4の割合は約8・9％ですが、アルツハイマー病に限ってはその割合が27・8％と健常人の約3倍の頻度となっています。

またE4を持っている人がアルツハイマー病を発症した場合には、その発症年齢が通常よりも若い傾向があることもわかっています。

これらの結果から、アポリポタンパクのサブタイプであるE4はアルツハイマー病の危険因子と考えられています。

しかしE4が陽性であるからといって、必ずしもアルツハイマー病を発症するわけではありません。あくまでもリスクが高いということです。よって一般的には認知症診断の外来において、診断目的には特別な必要がない限りこの血液検査は積極的に行なわれていません。また日本認知症学会からも推奨されていません。

3 アデュカヌマブ開発の歩み

──薬の特徴、効果、副作用について

現在、アルツハイマー病に使われている治療薬は、残念ながらアルツハイマー病自体を治す作用はなく、あくまでも症状の進行を抑えたり、それに伴う症状を軽減するのが主な目的です。

一刻も早いアルツハイマー病の病気自体を根本から治す薬剤の開発が長年待たれていましたが、ついに2021年6月にアメリカのFDAがアルツハイマー病を根治的に治す可能性がある治療薬、アデュカヌマブを一部条件付きで承認しました。今後、日本においても承認される可能性が高まっています。

このアデュカヌマブは、アルツハイマー病の発症原因である老人斑の主要成分であるアミロイドタンパクを、抗体の力を使って脳内から除去する治療薬です。**4週間に1回の間隔で静脈内に点滴投与**します。投与することによって脳内から老人斑の主成

分であるアミロイドタンパクが除去され、それに伴って老人斑の減少・消失が認められます。アデュカヌマブについて作用機序や期待される効果、そして副作用について説明しましょう。

アデュカヌマブの開発までの道のり

始まりはワクチン療法

患者数が最も多いアルツハイマー病に関しては、その原因として、①アミロイドタンパクが脳内の神経細胞外に蓄積し老人斑を形成、その後に②リン酸化されたタウタンパクが神経細胞内に蓄積する（神経原線維変化）ことによって発症するという、アミロイド仮説については解説しました。

この仮説から考えると、始めに蓄積するアミロイドタンパクを脳内から除去してしまえば発症予防に効果的であると考えるのはごく自然なことです。

アミロイド仮説に伴う治療薬の開発は20年以上前の1999年にマウスを使ったワ

クチン療法から始まっています。

アミロイドタンパクに対するワクチン療法を最初に考え出したのが、アメリカにあるエラン社のデール・シュンク（Dale Schenk）らです。彼らはまず、マウスを使った実験から初めました。

正常なマウスは生後2、3年経過しても老人斑は自然には発生しません。そこで、アルツハイマー病の発症遺伝子であるＡＰＰ遺伝子をマウスに移植したところ（ＡＰＰトランスジェニックマウスといいます）、移植されたマウスは生後1年くらいすると、人間のアルツハイマー病と同じように脳内に老人斑が形成され、しかも学習障害や認知機能が低下することが証明されたのです。

老人斑が脳内にできるマウス（ＡＰＰトランスジェニックマウス）を開発した彼らは、このマウスを使い弱毒化したアミロイドタンパク（抗原）を投与し免疫機能を利用して老人斑を除去する、いわゆるワクチン療法を試してみました。

その結果、すでにマウスの脳内に蓄積していた老人斑が減少・消失したのみならず、新たな老人斑の形成をも阻止することができたのです。

そしてワクチンを受けたマウスの学習能力は低下しなかったこともあきらかになりました。さらにワクチンを受けたマウスの認知機能（次ページコラム参照）が改善したのです。

●ワクチン療法から抗体療法へ

このマウスにおける実験で、ワクチンによる免疫機能で脳内に蓄積されたアミロイドタンパクが除去され、また認知機能が改善される可能性があることがわかりました。この報告を受け、欧米を中心にアルツハイマー病の人を対象として、皮下もしくは筋肉内に注射する方法でワクチン療法の治験が行われました。

中等度から重度のアルツハイマー病患者において6ヶ月にわたる治験、第一段階（フェーズ1）が行われましたが問題となる副作用はなく、次に多大なる期待を受けて、症例数を増やし360例の軽度から中等度のアルツハイマー病患者に対する第二段階（フェーズ2）が始まりました。しかし残念ながら、実際に投与を受けた298例中18例に急性髄膜脳炎という重大な副作用が出現し、この治験は途中で中止となってしまいました。

コラム

マウスの認知機能の測定

マウスの認知機能とはどうやって測定するのでしょうか。それはモリス水迷路試験という方法を用います。

水を張った水槽内に、一箇所だけ水面からは見えないものの上に立てば水面に出られる島のような台を作ります。そしてマウスをスタート地点の水の中に浮かべると、マウスは溺れないように必死に泳ぐうちに台を見つけます。それを何度も繰り返し、台までたどり着く時間を測定するのです。

正常なマウスは何回もこの試験を繰り返し行うちに、学習してゴールまでの経路を覚え（目印があります。下図では★など）、泳ぐ時間が短くなっていきます。一方、認知機能が障害されたマウスはこの試験を繰り返し行なっても学習能力に障害があるため時間が短縮されません。

APPトランスジェニックマウスにワクチン接種を行ったあとに、この水迷路試験を行うと、ゴールまでの時間が短縮されたのです。

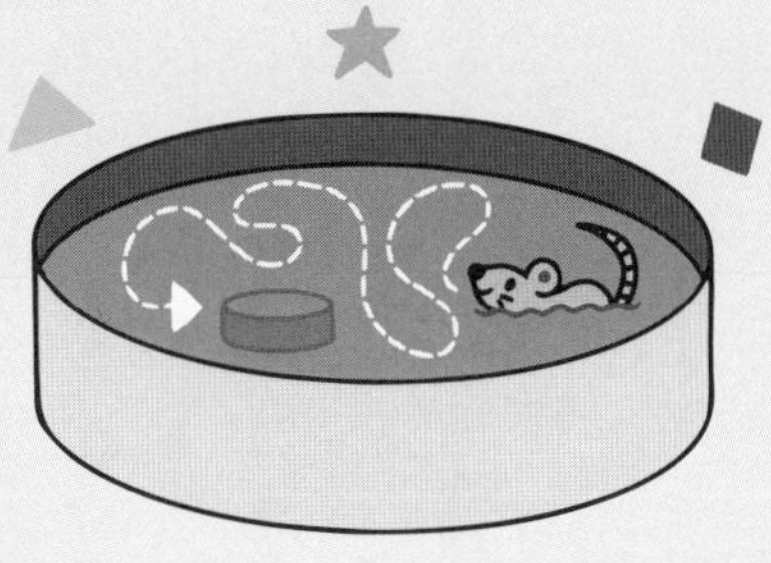

この治験は中止となってしまいましたが、ワクチンを受けた患者ではマウスの実験と同様に脳内の老人斑が一部の症例を除いて、大部分が消失していました。さらにアミロイドタンパクに対する抗体が体内で上昇していた症例群では、上昇していなかった群と比較して認知機能低下の症状が抑えられていました。

この治験の結果から、アミロイドタンパクに対する免疫療法は有効な治療法であり、今後は、重篤な副作用の発現をいかにして抑えることができるかが問題となっていました。副作用を軽減する目的で、注射ではなく経口摂取でのワクチンも現在、研究・開発されていますが、現段階（2021年10月現在）では実用化には至っていません。

このワクチンを用いた免疫治療（これを能動免疫といいます）が難しいとの認識から、今度は人工的に作成したアミロイドタンパクに対する抗体を直接体内に投与する抗体療法へと開発が進んでいきました(抗体による免疫を受動免疫といいます)。今回、承認されたアデュカヌマブはこの抗体療法薬なのです。

●アデュカヌマブとソラネズマブの違い

今回承認されたアデュカヌマブ以外にもこれまで抗体療法薬として治験された薬剤

は多くの種類があります。アデュカヌマブとほぼ同時期に開発され治験が行われたのがソラネズマブです。この薬剤は軽症から中等度のアルツハイマー病患者に対して治験が行われ、フェーズ3まで進みました。

とても期待が寄せられていた薬剤でしたが、同時に行われた2つの治験で両方とも有意な認知機能低下の阻止効果および病状進行抑制効果を示すことができず、治験の途中で中止となってしまいました。

一方、ソラネズマブとほぼ同様の機序であるアデュカヌマブは今回アメリカで承認され、今後、実際の臨床で使用されることになりました。ソラネズマブとアデュカヌマブでは何が違ったのでしょうか。

老人斑の主要成分であるアミロイドタンパクは、神経細胞膜に存在するAPPタンパクから2種類の酵素（βセクレターゼとγセクレターゼ）によって産生されます。産生されたアミロイドタンパクは、お互いが結合し合い、徐々に大きくなっていきますが、その段階に合わせて呼び名も変わり、モノマーからダイマー、オリゴマーからプロトフィブリルと呼ばれています。その後フィブリルから最終的に老人斑を形成し

■アミロイドタンパクから老人斑が形成される過程

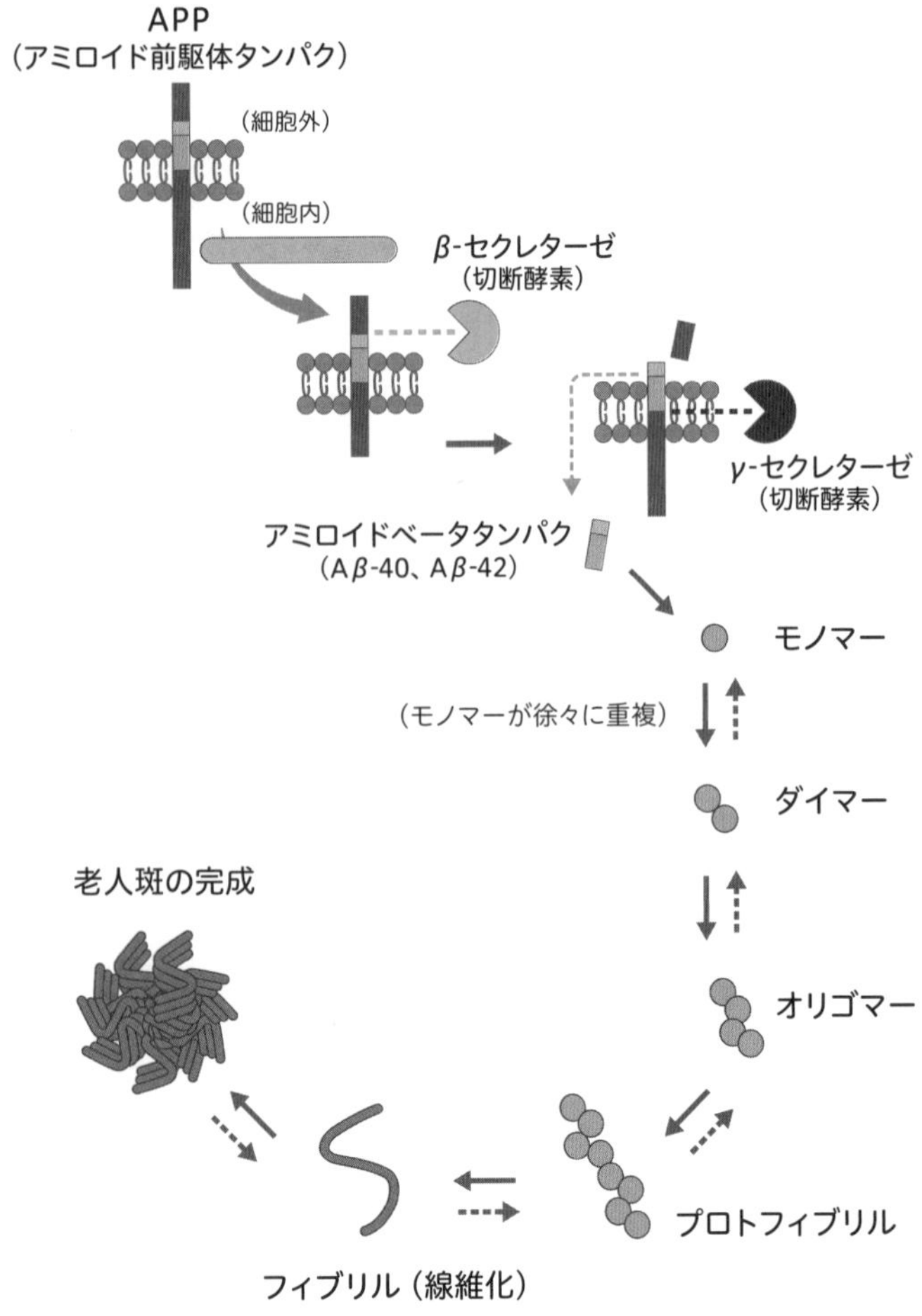

ます。このタンパク質の結合が初期段階である間は可溶性（水に溶ける段階）であり、脳内に沈着しません。

しかし最近の研究では、最終段階の老人斑ではなく、その生成過程であるアミロイドタンパクが可溶性のときに強い神経毒生を有する（神経細胞に異常を起こす）のではないかと考えられています。

ソラネズマブは主に最終段階である老人斑をターゲットにした抗体薬でした。そのため、老人斑になる前段階のモノマーからフィブリルまでの段階のタンパクを除去しきれていなかった可能性があります。これらのタンパクは可溶性であり特に神経毒性が強いとされています。

一方、アデュカヌマブはアミロイドタンパクが脳内に蓄積していない高齢者の抗体を見本として作られた治療薬です。そのためソラネズマブと異なり、最終段階の老人斑だけでなく、経過途中で発生する可溶性で強い神経毒性を有する中間要素まで除去できていた可能性があります。この相違点によって治験結果に違いが出たのかもしれません。

●アデュカヌマブの治験

実際のアデュカヌマブの治験は主にＥＭＥＲＧＥ試験とＥＮＧＡＧＥ試験という、日本も参加した2本の国際共同研究で行われました。ＥＭＥＲＧＥ試験は１６３８例、ＥＮＧＡＧＥ試験は１６４７例の症例が登録され治験が行われました。治験参加者は脳内にアミロイドタンパクが蓄積していることが事前に確認されたＭＣＩ（軽度認知障害）と軽症アルツハイマー病の患者さんです。

治験は、投与するアデュカヌマブが、①低容量群、②高容量群、そして③プラセボ群（偽薬）の3グループに分けて行われました。

治験が開始されてから約18ヶ月を経過した時点で、薬剤を投与された１７４８人を対象に無利益解析がされています。

無利益解析とは、治験の中間時点で統計モデルを使用し、事前に決められた仮説と標準基準に基づいて治験の結果を予測するものです。簡単にいうと、このまま治験を進めて治療効果が出るのか？　それともその可能性は低いのか？　治験の中間地点で解析を行って、治験を継続するか中止するかを判断するものです。

その結果、今後治験を継続しても有効性を見出すことが難しいとの判断がなされ、いったん治験は中止となっています。

しかし２０１９年10月に、治験中止までの18ヶ月間の試験期間を完了した２０６６人と、治験中止が決まった期間以降に新たに効果判定に利用可能となった症例を追加した合計３２８５人を対象としてデータの再解析が行われました。その結果、無利益解析で予測された結果とは異なり、ＥＭＥＲＧＥ試験における高容量投与群に認知機能低下を約22％抑制する効果があったことが新たにわかりました。一方、低容量群とＥＮＧＡＧＥ試験での低容量群と高容量群では有効性は示されませんでした。

開発元であるアメリカのバイオジェン社の解析では、ＥＮＧＡＧＥ試験の高容量投与群においても認知機能低下の抑制および改善効果があると発表しています。記憶はもちろん、見当識（自分の居る場所や日時）や言語が改善し、それに伴って金銭管理や家事、スーパーへの買い物などの外出行動が改善していました。

無利益試験の結果と最終結果との間に乖離が生じた要因として、高容量を投与された症例が少なかったことや薬剤の効果が出現するのに時間が掛かることが予想され、治験の開始から18ヶ月という無利益解析を行うまでの期間が短かったことが原因ではないかとも考えられています。

これらの結果を受けて、開発に携わったバイオジェン社と日本のエーザイがFDAに承認申請を行いました。

今回の承認に当たっては、アメリカのFDAに助言を与える末梢・中枢神経系薬物諮問委員会での検討では、効果に否定的な意見も出されました。アデュカヌマブが投与された症例では確かにアミロイドタンパクは脳内から除去されていますが、そもそも論としてアミロイド仮説は現在でも仮説の域を脱していないため、アミロイドタンパクから形成される老人斑が真のアルツハイマー病の原因なのか、それともアルツハイマー病になってしまった脳の最終段階の結果なのか、いまだに最終的な判断がついていないからです。実際にこの抗体療法自体を懐疑的に見ている学者も世界には多く存在するのも事実です。

そしていったんは無利益解析での結果で中止となり、EMERGE試験の高容量群のみが有効性があったとする今回の治験結果が、治験に関わった関係者の全員を十分に納得させせられるだけの確証を持った結果でなかったことも影響していると考えられます。

10年間の追加治験が条件

これらの結果を踏まえて、今回のアデュカヌマブのＦＤＡの承認は、正式承認ではなく迅速承認といういわば仮免許のようなものだと言われています。実際、今後、臨床で投与されるようになってからも、追加の治験を行うことが条件になっています。そしてその結果を出すのは２０３０年2月まで。つまりこれから約10年間にわたって、アデュカヌマブがアメリカにおいてアルツハイマー病患者に投与されます。治験での対象はＭＣＩから軽度のアルツハイマー病でしたが、特に重症度には関係なく投与される可能性もあります。今後、どのような結果となるのか全世界が注目しています。

日本の現状と問題点

日本では、２０２０年12月に厚生労働省に申請が行われ、２０２１年10月現在まだ審査中です。日本における新薬承認は多くの場合は、概ね1年程度の期間を経て審査結果が出る場合が多いので、承認審査が順調に進めば2022年にはこの新薬が使用することができるようになるかもしれません。

一方、今後において問題点もあります。まずアデュカヌマブがFDAで承認されたことによって、ほかの製薬会社も追随して同様の作用機序を持つ抗体薬の開発・発売を進めると思われますが、その流れによって抗体薬以外の認知症治療薬の研究開発が滞ってしまわないか心配されます。

また、アデュカヌマブを投与する対象患者は、事前に脳内にアミロイドタンパクが確実に蓄積していることを確認しなくてはなりません。日本でアデュカヌマブが使用できるようになった場合、アミロイドタンパクの脳内への蓄積を確認するためには、アミロイドPET検査という特殊な検査を行う必要が出てきます。

この検査ができる施設は日本国内に限られており、またこの検査自体は未だに保険適応になっておらず、多くの施設での検査費用は自費で20万円以上します。

アデュカヌマブの薬価が高額なことも問題です。アデュカヌマブは静脈投与で行われますが、体重70kgの人では1回の投与が70㎎、1年間治療を行った場合にその費用はアメリカで5万6000ドル、日本円で約6000万円以上もします。日本で承認された場合には保険治療となると思われますが、この高額費用も問題になりそうです。

これらの問題点を踏まえると、この新薬の治療の対象は、遺伝性アルツハイマー病や若年性アルツハイマー病の軽症の方を中心にまずは投与されることになるのではないかと思われます。

アデュカヌマブの副作用について

副作用がない薬はありません。もちろんアデュカヌマブにも副作用があります。一番多いものは頭痛です。それ以外の症状としてはめまいや吐き気などが報告されていますが、錯乱、せん妄、精神状態の変化や脳内出血などのより重篤な副作用も報告されています。

一番多い副作用は頭痛ですが、概ね頭痛の発症から4週から16週で改善しています。

またMRI検査上の特徴的な脳画像の変化も認められます。これはアミロイド関連画像異常（ARIA）といわれており、治験段階ではアデュカヌマブを投与された方の約41％で認められました。

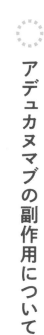

この画像異常は脳内出血（微小出血）を起こしている場合と脳浮腫を起こしている場合とに分けられています。ただし、画像異常が認められたからといっても、臨床症状が必ず出現するわけではありません。

微小出血

画像上で脳内出血が認められる場合、その出血は微小出血の場合が多く、ＭＲＩ検査を行って初めてわかる程度のとても小さいものが一般的ですが、大きく出血した場合には部位に合わせた症状が出現します。

これらのＭＲＩ画像上での変化は、アミロイドタンパクが脳血管に沈着して発症するアミロイド関連血管炎に起因すると考えられます。

アルツハイマー病ではアミロイドタンパクが脳内から多量に産生されています。アミロイドタンパクが脳内から排出される過程において、脳血管、特に毛細血管や小動脈にアミロイドタンパクが沈着することがわかっています。血管に沈着したアミロイドタンパクは脳血管に炎症を起こします。これがアミロイド関連血管炎といわれるものです（56ページコラム参照）。

アミロイド関連血管炎は加齢に伴って頻度が増加し、健常な高齢者でも見られる病態ですが、特にアルツハイマー病では軽微なものを含めると必ず認められ、アルツハイマー病が重度であれば血管炎の程度も重症化することがわかっています。

脳浮腫

アミロイドが沈着した脳血管は血管壁に炎症を引き起こし、脆くなった血管が破綻すると脳内出血を来す場合があります。破綻まではしなくても血管の機能が低下することによって、血液中の血漿成分が血管壁から脳内に染み出して脳浮腫という状態を引き起こします。脳浮腫が認められた場合の主な症状は頭痛であり、浮腫の程度が強くなれば精神状態の変化、錯乱などの症状を呈します。

投与されたアデュカヌマブは、すでに脳血管に沈着していたアミロイドタンパクにも作用を来します。もともとアミロイドが沈着して脆く弱くなっていた脳血管にアデュカヌマブが作用することによって脳血管の機能がさらに悪化、脆弱化し出血や脳浮腫が比較的多く発生するものと考えられます。

以上のような副作用の発生の危険性があり、今後も注意が必要です。

コラム

危険なアミロイド脳血管炎

私が脳外科になって最初に開頭手術をした方は80歳の高齢の患者さんでした。アミロイド血管炎からの脳内出血と思われましたが、80歳という年齢から手術は無理ではないかと思われました。しかしご家族からの強い希望で手術を行い、結果、脳内出血は除去できましたが、翌日には脳の別の部位に再出血して亡くなってしまいました。

アミロイド血管炎を起こした血管はとても脆弱であり、それが原因の脳出血は外科的手術を行うと高率に再出血することが最近ではわかっています。現在ではアミロイド血管炎からの脳内出血が疑われる症例に対しては、無理に手術をすることはありません。それほど脳血管が非常にもろくなっているのです。

アミロイド仮説の論拠

65歳以下で発症するアルツハイマー病の人の約10%は家族性、つまり遺伝的に発症します。家族性にアルツハイマー病を発症する家系の人の血液を採取し、その遺伝子を検査したところ、多くのアルツハイマー病の発症に関係する遺伝子異常が発見されました。そのうちの代表的な遺伝子異常は、23対ある人間の染色体の第21染色体上にあるAPP遺伝子、第14染色体上にあるプレセニリン1遺伝子、第1染色体上にあるプレセニリン2遺伝子の3つの遺伝子異常です。これらの遺伝子異常はすべてアミロイドベータタンパクの産生に関係するものでした。

第2章

認知症の病態別症状と治療法

認知症の定義は、「生後、いったん正常に発達した種々の精神機能が慢性的に減退・消失することで、日常生活や社会生活を営めない状態」ということは第1章で述べたとおりです。認知症にはアルツハイマー病、レビー小体型認知症、脳血管性認知症の3大認知症のほか、前頭側頭型認知症や手術で治る認知症などがあります。

それらの認知症をどのように診断して治療するのでしょうか。ここでは認知症診断の基本中の基本である人間の記憶についての分類とそのメカニズムについて解説を行い、その後、病態別の症状、診断、そして最新治療について述べていきます。

記憶について

人間は誰もが物忘れをします。人の名前、特に芸能人の名前がなかなか出てこないなんてことは皆さん、経験があると思います。若い頃はこんなことはなかったとお嘆きの方も多いと思われますが、人間は年をとれば皆、物忘れをします。

それでは加齢からの物忘れと病的な物忘れとでは一体何が違うのでしょうか。それを理解するために、まず人の記憶について説明しましょう。

3つの記憶

まず私たちの記憶は大きく3つに分けられます。①エピソード記憶、②意味記憶、③手続き記憶と呼ばれるものです。

①のエピソード記憶とは、出来事を覚えている記憶です。昨日の夕食に外食して家族で食事をしたことや、以前に旅行したことなどを覚えていることです。その出来事、エピソードの全体像の記憶です。何を食べたかなどの細かい部分までは問いません。

②の意味記憶とは言葉の概念やその意味についての記憶です。物の名前やその意味、

同じ発音でも違う意味の物を区別する能力です。「夜間」と、お湯を沸かす「やかん」の違いや、「橋」と「箸」の違いなどを理解して区別することです。

③の手続き記憶とは、自転車に乗ることや車の運転能力などの、身体を使って行う行為の能力をいいます。

●記憶のしかた（特にエピソード記憶について）

それでは人はどのような過程で記憶していくのでしょうか？　記憶の過程には、大きく分けて3つがあります。

①記銘

まず初めに、出来事や必要な事柄を選別・認知して頭に入れることです。

集中力がなくなっていたり、寝起きでボーッとしていたりする時には初めから頭に入っていないので、当然覚えていません。

②把持《はじ》

記銘された記憶を脳内に留めておくことです。記憶の貯蔵庫のようなイメージでしょうか。

③想起

把持された記憶を呼び出すことをいいます。

一般に記銘→把持→想起の順に記憶が整理されます。

●記憶の時間的な分類

では、これらの記憶の手順においての時間的な分類ではどうでしょうか。これも以下の3つに分けられています。

①即時記憶　（数分以内の記憶）
②近時記憶　（数分から数ヶ月の記憶）
③遠隔記憶　（数ヶ月以上）

①の即時記憶は、電話番号や数字の逆唱など、いま言われた事柄などをすぐに使用するために記憶することをいいます。記銘から把持を飛ばしてすぐに想起する過程で行われます。仕事の電話番号や依頼内容など、言われてすぐに使用する記憶なので、作業記憶とも呼ばれます。

②の近時記憶とは、記憶の過程で把持が入ります。数分から数ヶ月までの記憶をい

います。

ある程度の昔（数ヶ月から数年、数十年以上前）の記憶は③遠隔記憶です。

いずれにせよ記憶のプロセスにおいて、その入り口である記銘が一番、重要です。そしてこの記銘に関し、脳の側頭葉の内側にある「海馬」と言われる部位が関与しています。

記憶の一丁目一番地　海馬　～アルツハイマー病の物忘れ

●海馬の位置と役割

アルツハイマー病で特に障害を受ける脳の部位は、海馬です。

ところで、海馬という名前に素敵な印象を受けるのは私だけでしょうか？　海馬とはギリシャ神話で出てくる海神、ポセイドンが乗る馬車を引く半馬半魚の想像上の馬です。その馬のラテン名が造語でヒッポカンポス（hippocampus）と呼ばれ、後にその名はタツノオトシゴの学名にもなっています。

■記憶に深く関わる海馬（側頭葉の内側にある海馬のCT画像）

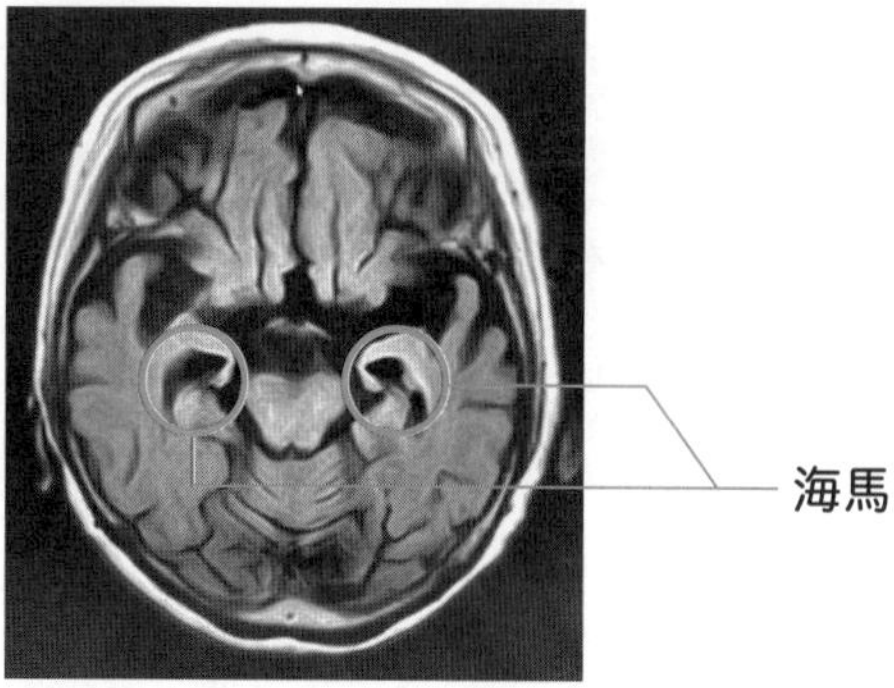

■記憶に関わる部位とパペッツ回路

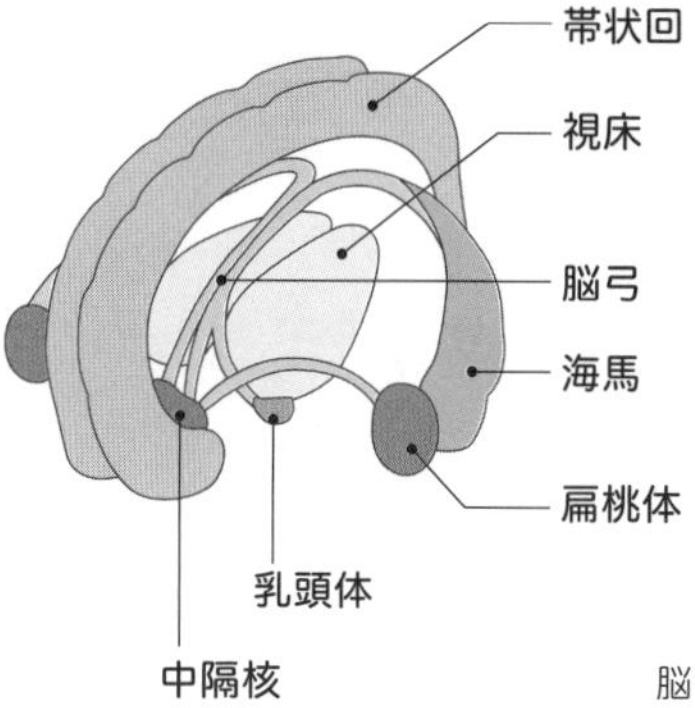

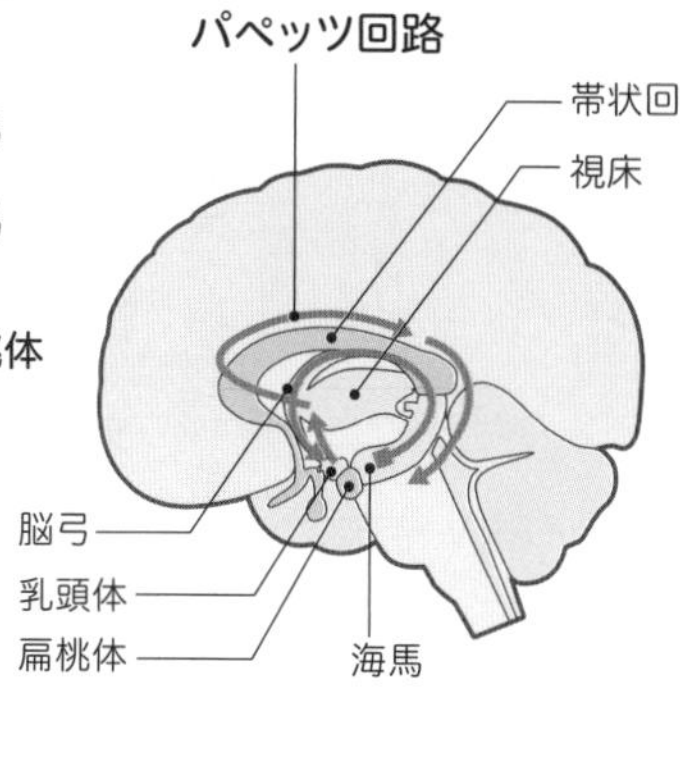

海馬を脳をから取り出してみると、その形がタツノオトシゴが泳いでいる姿とそっくりなのです。このことから、同部位が海馬と命名されました。

大脳はその位置する場所によって大きく前頭葉、側頭葉、頭頂葉、後頭葉の4つに分類されていますが、海馬は脳の両横に位置する側頭葉の一番内側に存在します。

この海馬ですが、記憶に関して最も重要な働きをする部位なのです。

海馬には記憶に関連する脳内回路が存在しています。「パペッツ（Papez）の回路」といわれるものです。少し専門的になりますが、海馬から脳弓を通って乳頭体に達し、その後、視床から帯状回を経由して再度、海馬に戻ってくる神経回路です。この回路内を記憶の神経電気反応がグルグルと循環することによって記憶が作られると考えられています。

海馬は脳内の記憶に関する一丁目一番地です。アルツハイマー病ではこの海馬が重点的に障害され、認知症を発症します。

●アルツハイマー病における海馬の障害

海馬が障害されると記憶の過程の初めの段階である記銘、そして把持が障害されます。

その結果、先に述べた3つの記憶のうち、アルツハイマー病で特に障害されるのがエピソード記憶、時間的な分類では近時記憶なのです。

外食したことや旅行をしたこと、そのエピソードを一部ではなくそっくり全体的に忘れてしまうのがアルツハイマー病の物忘れの特徴です。海馬の障害によって記銘と把持が障害されるために、エピソードそのものが記憶されず、細かいことも含めてスッからピンに忘れてしまうのです。

一方、加齢による記憶の障害は脳全体の加齢的機能低下によるものなので、エピソードの全体像はちゃんと覚えていますが、内容の細かいことは忘れてしまいます。その場合でも記憶のヒントを与えると思い出す場合があります。たとえば食事したことや旅行に行ったことは覚えていても、食事内容の一部を忘れてしまう。旅行に行ったことは覚えていても細かい内容は覚えていない、というのは加齢による正常範囲内の物忘れの可能性が高いと思われます。

またアルツハイマー病では、病初期から特に近時記憶が障害されます（即時記憶の障害は病初期にはあまり目立ちません）。少し前のこと、つまり数分から数ヶ月以内の記憶が把持されないのです。把持がないため想起もされず、少し前のことを忘れてしまいます。

例えば、5分前のことを忘れる。何回も同じ質問をする。食事したことを忘れる。スーパーに買い物に行って何を買うつもりだったかを忘れる。昨日、家族で外食したことを忘れる。数日前に旅行に行ったことを忘れる、などです。

アルツハイマー病の患者さんの家族からは、よく昔のことは覚えているのに少し前のことは覚えていないといわれます。

これは記憶の貯蔵のメカニズムの違いのために起こります。即時記憶、近時記憶および遠隔記憶で脳内の働く部位が異なるのです。アルツハイマー病では、近時記憶、即時記憶そして遠隔記憶の順で障害されていきます。

1 アルツハイマー病とはどんな「病気」なのか

――症状、検査、診断、治療法

Aさんの場合

昔のことはよく覚えているが、最近出かけた外食のことなどをすっかり忘れており、午前中に話したこと、約束したことも午後には忘れてしまう。また最近になって1人で外出して道に迷い、警察に保護されたことが2度あった。

家族がこれらのことを本人に話して事実を問いただしても、そんなことはないと強く否定。だんだんと不機嫌になり、ついには怒り出してしまう。家族が認知症を心配し、嫌がる本人をなんとか説き伏せて来院。

本人に認知症状の自覚はない。

「最近気になったニュースはなんですか」と聞くと、本当は毎日、長時間テレビを見ているのに「テレビを見ていないからわからない」と取り繕って答え、「今の総理大臣の名前はわかりますか」と質問しても答えられずに、「興味がないから知らない」と答えた。

そして答えに窮すると一緒に来た家族に助けを求めるように振り返る動作が見られた。

認知症の外来で初めに行う検査（長谷川式認知症スケール：72ページ参照）の結果では30点満点で14点。特に日時や曜日を質問する項目と、少し前に3つの単語を覚えてもらってから再度思い出してもらう3単語再生という項目で減点あり。また時計描画テストや立方体を模写してもらう検査において明らかに間違いがあった。

頭部MRI検査では、脳に全体的な萎縮傾向が認められるが、脳梗塞や水頭症などと関連する疾患はなし。VSRAD検査（ブイエスラド：116ページ参照）では、両側海馬の特異的萎縮が確認された。

アルツハイマー病の特徴

記憶についての項目で述べたように、数分前のことはすっかり忘れているが、昔のことはよく覚えているというような物忘れのときにアルツハイマー病が疑われます。アルツハイマー病の人が遠隔記憶、つまり昔のことも思い出せなくなったら病状がかなり進行した状態です。

即時記憶（作業記憶）は病初期には保たれるので、直前のことは覚えています。そのため、短時間の会話では認知症の症状に気づかないこともあります。忘れていることを指摘しても自覚（病識）がないのであまり反省せず、忘れていることを誤魔化すために作り話をしてその場を取り繕い、それ以上間違っていることを追求すると逆に怒り出すことがあります。

アルツハイマー病でよく見られる症状

●取り繕う「振り返り現象」

患者さん自身は物忘れの自覚がないので、診察で記憶に関しての質問をしたときに、たとえ忘れていても「忘れました」と答える場合はほとんどなく、逆に記憶がないことを他人にばれないようにするための取り繕いがよく見られます。

質問した時に答えを思い出せない場合に取り繕う動作としては、つき添って来院した家族に対して振り返る動作がよく見られます。これはつき添いの家族に対して、どうだったかな、こうかなと同意を求める、助けを求める感じのものです。また、「最近気になったニュースは何ですか」という質問に対して、実際はテレビをよく見ているのに、「最近はテレビを見ない」、「総理大臣の名前はわかりますか」等の質問に対しては、「政治に関心がない」などの返答をして誤魔化す場合が多く見受けられます。これらの症状があるとアルツハイマー病の可能性が高くなります。

アルツハイマー病の検査について

●認知症テスト

まず初めに行うのは問診とともに。一般的には長谷川式認知症スケール（HDS-R）やMMSE（精神状態短時間検査）という外来で簡単に行うことができる認知症テストです（次ページ参照）。

それぞれ30点満点で、23点以下で認知症の可能性があります。特に3単語再生という項目（次ページスケールの中の4問目）、これは3つの全く関連性のない単語を覚えてもらった後に答えてもらう項目ですが、この項目で減点がある場合は近時記憶の障害を表しており、アルツハイマー病の可能性が高くなります。

また同時に、立体模写や時計描画テストを行います（73ページ参照）。これは構成失行（構成障害）の可能性を調べるためのものです。脳の頭頂葉の機能を反映しており、アルツハイマー病では早期から障害されます。

立体模写では元の対象物に対して、相対的に小さく描かれる場合が多く認められます。

時計描画テスト（10時10分の位置での時計を書いてもらう）ではアルツハイマー病

■長谷川式認知症スケールでの検査項目

改訂 長谷川式簡易知能評価スケール（HDS-R）

（検査日：　　年　　月　　日）　　　　　　　　　　（検査者：　　　　）

氏名：	生年月日：　　年　　月　　日	年齢：　　　歳
性別：男／女	教育年数（年数で記入）：　　年	検査場所
DIAG：	（備考）	

1	お歳はいくつですか？　（2年までの誤差は正解）	76	0　1
2	今日は何年の何月何日ですか？　何曜日ですか？ （年月日，曜日が正解でそれぞれ1点ずつ）	年 月 日 曜日	0　1 0　1 0　1 0　1
3	私たちがいまいるところはどこですか？ （自発的にでれば2点，5秒おいて家ですか？　病院ですか？　施設ですか？　のなかから正しい選択をすれば1点）		0　1　2
4	これから言う3つの言葉を言ってみてください．あとでまた聞きますのでよく覚えておいてください． （以下の系列のいずれか1つで，採用した系列に○印をつけておく） 1：a）桜　b）猫　c）電車　　2：a）梅　b）犬　c）自動車		0　1 0　1 0　1
5	100から7を順番に引いてください．（100－7は？，それからまた7を引くと？　と質問する．最初の答えが不正解の場合，打ち切る）	（93） （86）	0　1 0　1
6	私がこれから言う数字を逆から言ってください．（6-8-2，3-5-2-9を逆に言ってもらう，3桁逆唱に失敗したら，打ち切る）	2-8-6 9-2-5-3	0　1 0　1
7	先ほど覚えてもらった言葉をもう一度言ってみてください． （自発的に回答があれば各2点，もし回答がない場合以下のヒントを与え正解であれば1点）　a）植物　b）動物　c）乗り物		a：0　1　2 b：0　1　2 c：0　1　2
8	これから5つの品物を見せます．それを隠しますのでなにがあったか言ってください． （時計，鍵，タバコ，ペン，硬貨など必ず相互に無関係なもの）		0　1　2 3　4　5
9	知っている野菜の名前をできるだけ多く言ってください．（答えた野菜の名前を右欄に記入する．途中で詰まり，約10秒間待ってもでない場合にはそこで打ち切る）　0～5＝0点，6＝1点，7＝2点，8＝3点，9＝4点，10＝5点		0　1　2 3　4　5
		合計得点	14

■立体模写と時計描画テスト

立方体の模写

（左図のような見えるところを実線で、
見えないところを破線で描いてもらう）

丸の中に時計の
数字を書く

（10時10分になるよう
数字と針を書いてもらう）

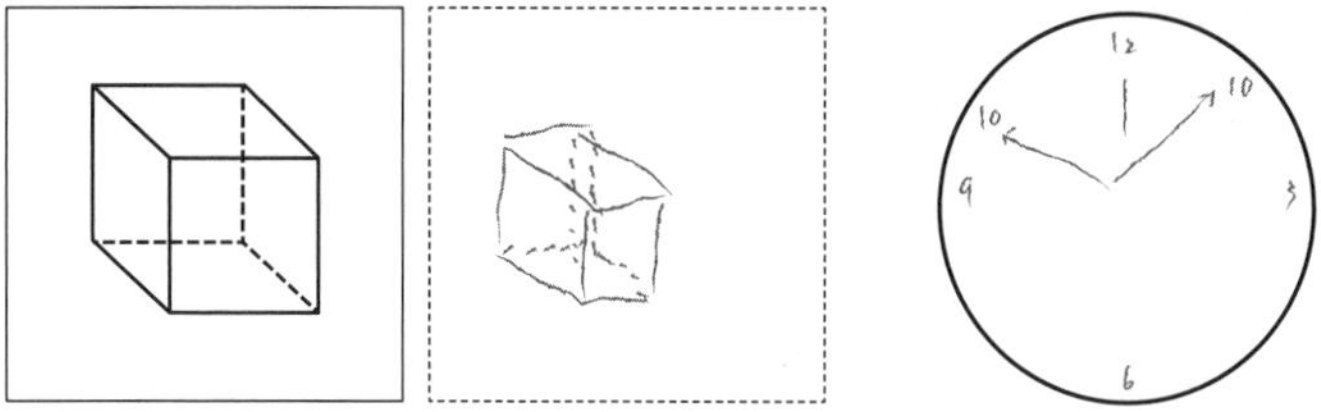

を含む認知症全般で、多くの患者さんが上手く描けません。文字盤が抜けていたり、短針と長針が違っていたり、中にはデジタル表示になっている場合もあります。正しいようでも細かく見ると間違っている場合が多く見られます。この時計描画テストで明らかな異常がある場合には、なんらかの認知機能低下が疑われます。

これらの認知症テストで点数が低く認知症が疑われる場合は、その後に頭部ＣＴ検査や頭部ＭＲＩ検査を行います。

●頭部CT、頭部MRI検査

頭部ＣＴ検査では治療可能な認知症の

原因である脳内出血や脳梗塞、脳腫瘍や慢性硬膜下血腫、そして正常圧水頭症の鑑別を行います。これらの所見がない場合には、MRI検査を追加します。MRI検査ではCT検査では見つけることが困難な小さな脳梗塞や微小出血が発見されたり、MRA検査（血管画像検査：MRIと同じ装置で行う）では脳血管の狭窄や閉塞が発見されることがあります。

なおMRI検査ではVSRAD（ブイエスラド・MRIの装置で得られた画像情報をコンピュータ処理して、脳の萎縮程度の評価をする）という特殊なパソコンソフトを使うことによって、萎縮している部位の特定を行うことができます。特にアルツハイマー病で特徴的な所見である海馬の萎縮についてソフトを使って画像を解析処理すると、同年齢の正常脳と比較してどの程度海馬の萎縮が進行しているのか、わかりやすくカラーの画像と数値で示すことができます（VSRADの画像は117ページ参照）。

頭部MRI検査およびVSRAD検査を行うことによって、典型的な臨床症状を呈するアルツハイマー病の患者さんは外来で診断することが可能です。

ここで少し注意しなければいけないことは、海馬の萎縮があるからといって画像診断だけでアルツハイマー病とは診断できないことです。認知症の症状が明らかでない人に、脳ドックや認知症ドックと称して画像診断のみを行い、「海馬の萎縮があるのでアルツハイマー病です」と診断し、抗認知症薬を処方されている患者さんを見かけます。この場合は本当に認知症であるかどうか、そして薬を飲む必要があるかどうか、専門医を受診して確認されることを強くお勧めします。これは後に詳しく述べますが、抗認知症薬にはさまざまな副作用があり、また認知症発症を抑制する予防効果もないからです。

●頭部MRI検査で診断がつきにくい場合は

これらの検査を行っても診断できない場合には、脳血流検査・SPECT検査を行います。

SPECT装置は一見するとCT装置と同じような形をしています。放射性同位元素で目印をつけた物質を静脈内に注射し、この物資が血液と一緒に脳内を流れる様子を観察することによって、脳血流の分布を可視化することができます。

アルツハイマー病では頭部MRI検査で海馬の萎縮が認められると述べましたが、

早期のアルツハイマー病では萎縮が認められない場合もあります。

この場合でも側頭葉と頭頂葉の移行部と帯状回という部位の後方の血流が特徴的に低下することがわかっています。これによりアルツハイマー病の診断ができます。一方、のちに説明するレビー小体型認知症では同部位の血流低下はあまり目立たず、替わりに後頭葉の血流が低下します。

●PET検査

がん検診で有名なPET検査でもアルツハイマー病の診断ができるようになってきました。PET検査でもSPECT検査と同様に放射性物質を静脈注射し、血流を観察することによって診断します。

●アミロイドタンパクの集積を検査できるアミロイドPET検査

さらに現時点ではまだ保険適応されていませんが、脳内の老人斑を直接観察するアミロイドPET検査ができるようになっています。アミロイドタンパクは、認知症状を発症する数十年も前から前頭葉と側頭葉の底面から沈着し始め、だんだんと脳全体に広がることがわかっています。

ＭＣＩ（軽度認知障害）のなかで特に健忘症状が主症状である健忘型ＭＣＩというタイプでは、年に10～15％の割合でアルツハイマー病に移行するといわれています。このＭＣＩの患者さんにアミロイドＰＥＴを行うことによって、早い段階でアルツハイマー病が発症する可能性があるかどうかがわかります。

アルツハイマー病の新薬として期待がかかるアデュカヌマブは、投与に当たって正確にアルツハイマー病である（脳内にアミロイドタンパクが沈着した老人斑がある）と診断されなければなりません。アデュカヌマブの治験の段階でもアミロイドＰＥＴ検査を投与前に行い、脳内に老人斑がある症例のみ投与が行われました。

今後日本においてアデュカヌマブが治療に使用されるようになった場合には、このアミロイドＰＥＴ検査を必ず行う必要があり、全国的にも検査ができる施設が広がっていくものと思われます。

●今後期待される検査　神経原線維変化の検査　タウPET

アミロイドPETと合わせてタウPETも認知症の診断に有用になると思われます。タウPETは神経原線維変化を示すリン酸化されたタウタンパクを映し出すことができます。こうしたことから今後、タウPETは認知症を診断するうえで、有用な検査となっていくものと思われます。

アルツハイマー病以外の認知症ではアミロイドタンパクが沈着しないタイプがありますが、タウPETを使うことでアルツハイマー病との鑑別が可能になるのです。

●髄液検査

髄液とは、脳から脊髄までの表面（くも膜下腔）を環流している無色透明な液体です。髄液は1日に約500㏄が大脳にある側脳室の脈絡叢《みゃくらくそう》という部位から産生され、最終的には静脈に吸収されます（160ページ参照）。

この髄液には脳内から産生された老廃物を含む種々の物質が含まれています。アルツハイマー病で産生されるアミロイドタンパクも髄液中に含まれています。

したがって、髄液中のアミロイドタンパクを直接測定することによって、アルツハイマー病の診断を行うことができるのです。髄液は背中に局所麻酔を行った後に少し

■脳内を環流する髄液の流れ

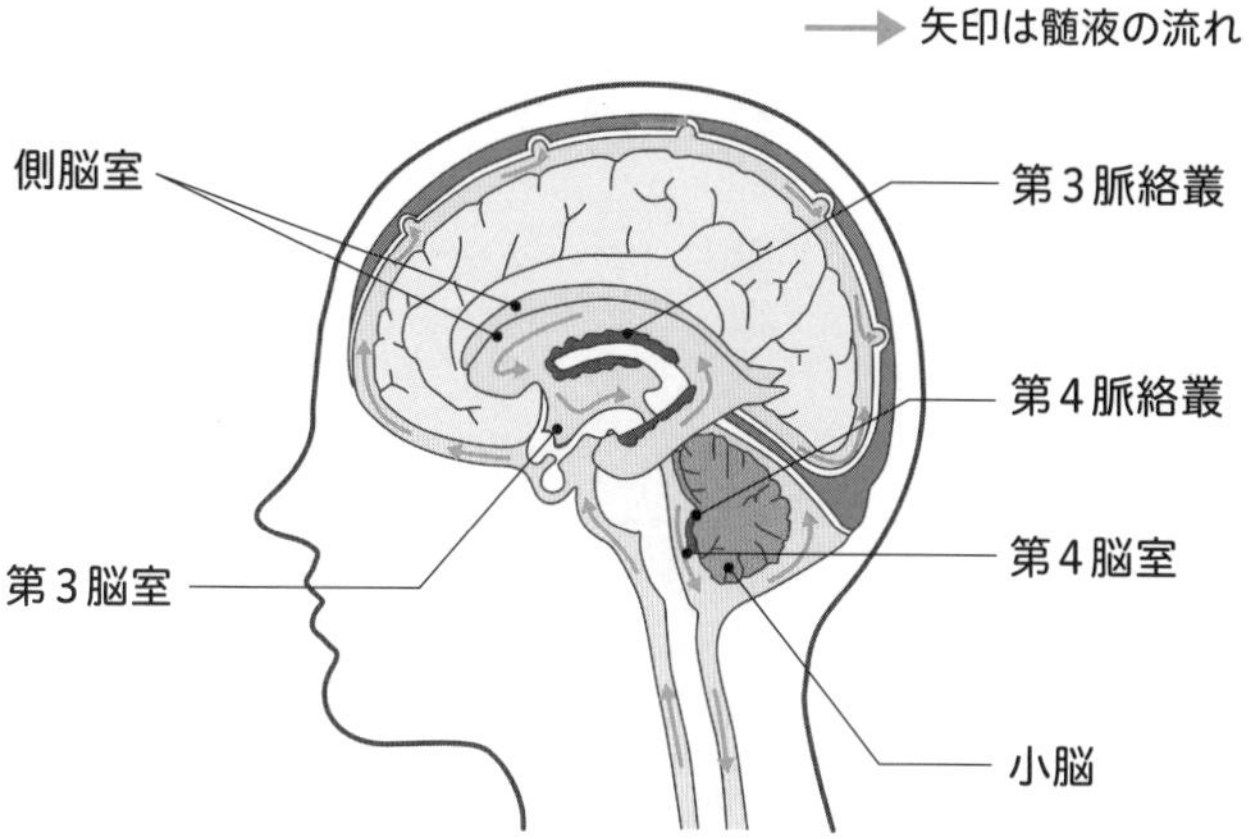

長い針を刺して採取し、髄液中のアミロイドタンパク（Aβ-42：老人斑の主成分）とリン酸化された総タウタンパク質を測定し判断します。

脳内に老人斑が蓄積しだすと、髄液中のアミロイドタンパク（Aβ-42）が低下します。健康な状態においてもアミロイドタンパク（Aβ-42）は髄液中に存在しますが、アルツハイマー病では脳内に蓄積されるようになるため、髄液中に排出されにくくなり、結果的に低下すると考えられています。

また、タウタンパクの増加も認められます。タウタンパクの増加はアルツハイマー病以外の認知症でも認められますが、リン酸化されたタウタンパクの増加はアルツハイマー病に特徴的です。これは神経細胞の障害を意味します。

このように髄液中のアミロイドタンパクタンパク（Aβ-42）とリン酸化タウタンパクを組み合わせて測定することによって、アルツハイマー病を診断することが可能になるのです。

ただし、この検査は背中に直接針を刺して行うため高齢者には負担が大きく、外来では積極的には行われていないのが現状です。

●一般化が期待される血液検査

現時点では、血液検査でアルツハイマー病であるかどうか判定することはできませんが、夢みたいなこの方法が今後、実現されるかもしれません。

この方法（血中アミロイドペプチド測定システム）は、日本人として2002年にノーベル化学賞を受賞した田中耕一さんの功績が大きいです。

これまでも、血液中に漏れ出すアミロイドタンパクを検出しようという研究がなされてきました。しかし、血液中に存在するアミロイドタンパクは大変微量であるため、検出されてもその値が正確でない場合が多く、各施設間でも値にばらつきが大きく臨床診断に使えるものではありませんでした。

しかし田中耕一さんが発明した方法によって、血液中に漏れ出すごく微量のアミロイドタンパク（Aβ-42）と（Aβ-40）を直接測定する技術が開発されました。この技術が今後一般化されれば、健康診断での血液検査でアルツハイマー病の早期発見が可能になるかもしれません。

アルツハイマー病の治療について

すでに軽く触れましたが、最新の治療薬として2021年6月にアデュカヌマブという抗体薬がアメリカのFDAで一部条件付きながらアルツハイマー病の治療薬として承認されました。今まで外来で投与できる治療薬は症状の進行を抑制する薬であり、病気自体の進行を抑えることや、まして治癒させることはできませんでした。

アデュカヌマブは、アルツハイマー病の原因と考えられている老人斑の主成分であるアミロイドタンパクを脳内から除去する働きがあり、病状の進行抑制だけでなく早期のアルツハイマー病では治癒させることもできるかもしれません。日本でも薬事審査中であり、今後、承認されるかどうか期待されるところです。

では、現時点（２０２１年10月現在）におけるアルツハイマー病の治療の実際はどうでしょうか？　現在、臨床現場ではこれから述べる薬剤を駆使して、総合的にアルツハイマー病患者さんの病状進行を抑え、認知症の周辺症状（ＢＰＳＤ：不穏や興奮、暴力行為、徘徊等）を治療しています（93ページ参照）。

アセチルコリンエステラーゼ阻害薬

現在、一般臨床でアルツハイマー病に保険適応がある薬剤は大きく分類すると2種類あります。アセチルコリンエステラーゼ阻害薬とＮＭＤＡ受容体拮抗薬といわれるものです。まずアセチルコリンエステラーゼ阻害薬について説明します。

脳内には神経細胞と神経細胞を繋ぐシナプスと呼ばれる部位があり、そのシナプスの間に神経伝達物質と呼ばれる多くの化学物質が存在しています。そのうちの一つにアセチルコリンと呼ばれる神経伝達物質があります。

■シナプスと神経伝達物質のやり取り

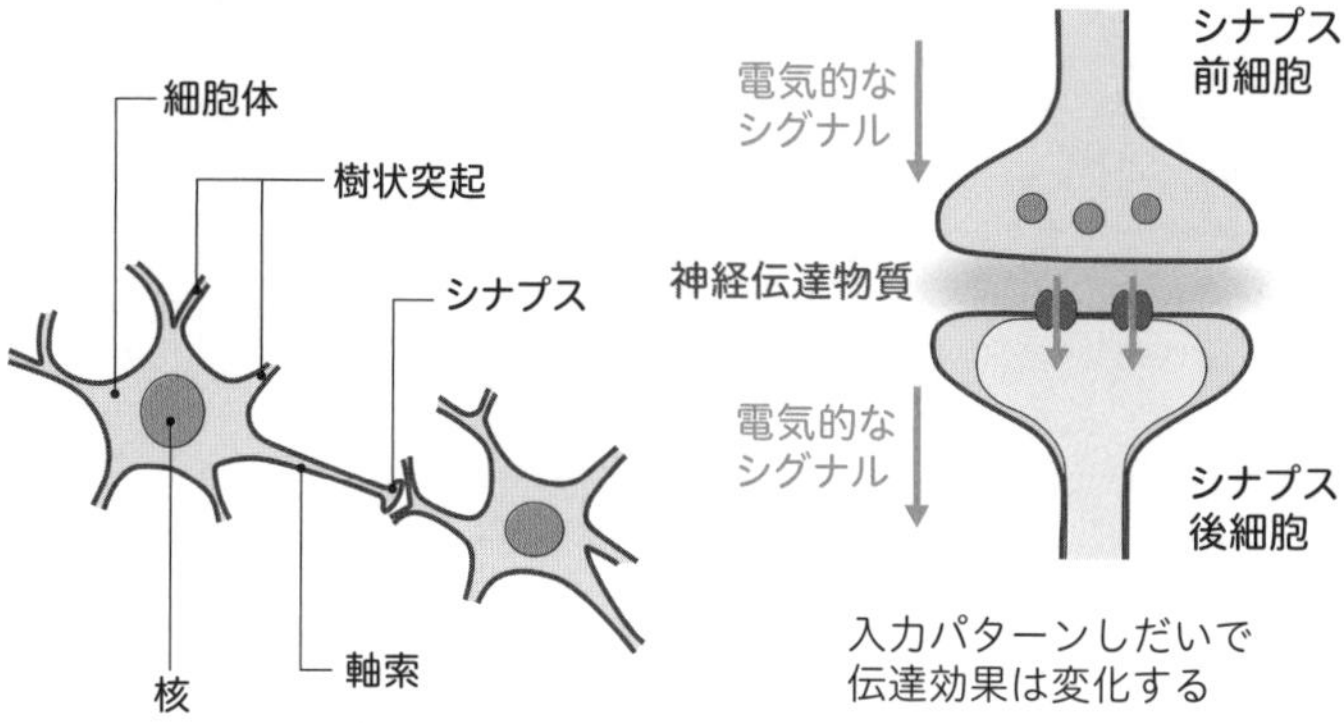

アルツハイマー病の患者さんのシナプス間においては、このアセチルコリンがとても減少していることがわかっています。アセチルコリンが減少するとシナプス間の連絡が滞り、神経細胞同士の連絡がうまく行われなくなり、その結果、認知症の症状が進行します。

そこでアセチルコリンを上昇させる薬が開発されました。この薬はシナプス間に存在しアセチルコリンを分解する酵素、アセチルコリンエステラーゼを阻害することによって結果的にアセチルコリンを増加させます。

❶ドネペジル塩酸塩

アセチルコリンエステラーゼ阻害薬の内服薬で代表的な薬剤は、**ドネペジル塩酸塩**です。この薬は日本で開発され、1989年1月から治験が開始されました。その結果、軽症から中等症のアルツハイマー病に対する認知症症状の進行予防効果が認められ、1999年10月に承認され外来での処方が可能になっています。その後、アメリカやイギリス等の諸外国でも認可されています。

ドネペジル塩酸塩に関しては2007年8月からアルツハイマー病の重症者への投与も認可され、軽症から重症まで幅広くアルツハイマー病患者さんへの投与が可能となっています。一般処方量は1日1回5㎎ですが、重症例では1日1回10㎎まで投与可能となっています。

さらにこの薬剤は、後に紹介するレビー小体型認知症にも効果がある（特に幻視症状の改善）ことからレビー小体型認知症に対しての処方も可能になっています。

承認されてから10年以上経過していることから、今では多くの製薬会社がジェネリック医薬品として発売しています。薬剤の値段が安くなっただけでなく、錠剤、口腔内崩壊錠、細粒およびゼリーなど、多様な剤形の製品を処方することが可能になっています。

❷ガランタミン

ガランタミンは欧州で承認されてから遅れること約10年、２０１１年1月21日に日本でも承認され、同年3月に発売が開始されました。

ドネペジル塩酸塩と比べてアセチルコリンエステラーゼ阻害作用は弱いといわれていますが、アセチルコリンのみならず、シナプス間に存在する各種神経伝達物質の放出をも亢進させる効果があるといわれています。

神経伝達物質には認知機能に関与するアセチルコリン以外にも、快楽や喜びを伝えるドパミン、気分を平穏にするセロトニン、意欲を出させるノルアドレナリン、緊張を緩和させるＧＡＢＡ、学習や記憶に関与するグルタミン酸などがあります。

ガランタミンにはアセチルコリンのみならず各種の神経伝達物質をシナプス間で増加させる効果があり、アルツハイマー病でよく認められる認知症以外の症状（一般に周辺症状といわれるもの）である、興奮や不安、脱抑制、異常行動などを改善させる効果があります。

しかしガランタミンの適応は軽症から中等度までのアルツハイマー病です。重度のアルツハイマー病の患者さんには適応がありません。また、半減期（薬の効果がなくなってしまうまでの時間）が、ドネペジル塩酸塩と比べると短いため、1日2回の服用が必要です。標準的には1日8㎎から開始し、症状や副作用に注意しながら1日2回服用で24㎎まで増量可能です（ドネペジル塩酸塩の半減期は約72時間です）。

◆ドネペジル塩酸塩、ガランタミンの副作用

ドネペジル塩酸塩もガランタミンも内服薬であり、主な副作用は消化器症状です。吐き気や食欲不振、下痢等を起こす場合があります。また、心拍数が低下して徐脈になってしまう場合もあります。認知症の人は一般的に高齢者に多く、心臓疾患を患っている患者さんも多いため、これらの薬の副作用で過度の徐脈から失神発作を来し、ペースメーカーを挿入されてしまう人もいます。これらの副作用の出現には注意が必要です。

❸パッチ製剤　リバスチグミン

前述の内服薬で消化器症状が出てしまった場合や、そもそも内服が困難な患者さん

には、皮膚に貼るパッチ剤タイプも発売されています。**リバスチグミン**です。

リバスチグミンはドネペジル塩酸塩と比較しても遜色ないくらい強いアセチルコリンエステラーゼ阻害作用を有し、中枢移行性も高い物質として発見されました。しかし、経口での摂取では副作用である悪心・嘔吐の症状が強く出現してしまい、問題になっていました。そこで開発されたのが皮膚から薬剤を体内に吸収させるパッチ製剤です。

皮膚に貼るパッチ製剤の開発によって、リバスチグミンの強い副作用である消化器症状はほぼ解消されました。1日1枚、身体のどの部位でもよいので貼ります。同じところに何回も貼ってしまうと皮膚がかぶれてしまうので、貼り替えるたびに場所を変えるのが皮膚トラブルを起こさせないコツです。また、特に注意をしていただきたいのが、古いものを必ず貼り替えることです。

認知症の患者さんにこのパッチ型薬剤を処方した場合、貼らなくてはいけないことは理解していても、前回貼った部位や貼ったことを忘れてしまうケースがあり、その結果、剥がすことをせずに新しいパッチを貼り付け続けるという状況にもなりかねません。実際に私の患者さんでこのパッチ型製剤を処方した1週間後に具合が悪くなったと再診され、洋服を脱いでもらうと、身体中にパッチが貼ってありました。剥がす作業を忘れてしまったのです。パッチ製剤といえども多量に使うと消化器症状が出現します。周囲の人が時々チェックしてあげて下さい。

リバスチグミンもガランタミンと同様に、シナプス間隙にアセチルコリン以外の各種の神経伝達物質を放出させます。

アセチルコリンはシナプス間隙でアセチルコリンエステラーゼによって、酢酸とコリンという物質に分解されますが、ブチルコリンエステラーゼという酵素によっても分解されることがわかっています。ブチルコリンエステラーゼは特に前頭葉に比較的多く存在し、リバスチグミンはブチルコリンエステラーゼも阻害する作用も有しています。

このことから前頭葉機能の低下によって発生する認知症の周辺症状である、意欲低下や興奮、情緒不安定や遂行機能障害に効果がある場合があります。

リバスチグミンパッチ型薬剤は、２０１１年4月に承認され同年7月から処方されています。

NMDA受容体拮抗薬

❶メマンチン塩酸塩

これまで紹介したのは、アセチルコリンが分解されるのを阻害することでアセチルコリンを増やし、認知症状を軽減することを目的とした薬剤でした。これとは全く違うタイプの治療薬もあります。それはＮＭＤＡ受容体拮抗薬の**メマンチン塩酸塩**です。

神経伝達物質にはアセチルコリン以外にも様々な物質があることは前述したとおりですが、記憶や学習に関与するのがグルタミン酸です。グルタミン酸は適量であれば問題ないのですが、過剰に産生されると神経細胞に悪影響をもたらし、アルツハイマー病の症状を進行させます。

グルタミン酸の過剰産生に関わっているのがＮＭＤＡ型グルタミン受容体です。この受容体は脳内に蓄積するアミロイドタンパクと結合しやすいため、先にアミロイドタンパクと結合すると、結果としてグルタミン酸が過剰に分泌されるのです。

メマンチン塩酸塩はこのＮＭＤＡ型グルタミン受容体を選択的に阻害する薬剤で

す。

この薬剤は2002年に欧州で発売され、米国では2003年から使用されていま す。日本では少し遅れて2010年2月に承認されました。この薬は錠剤であり、アルツハイマー病の中等症から重度の患者さんが適応となっています。軽症の患者さんには保険適用となっていません。

◆メマンチン塩酸塩の副作用

この薬を内服することによって脳内の興奮性物質であるグルタミン酸を低下させ、アルツハイマー病患者の陽性症状である攻撃性や興奮、それに伴う行動異常を抑制する効果があります。

しかしグルタミン酸を抑制する効果が強すぎると、過鎮静といわれる状態になってしまうことがあります。一日中ボーッとして居眠りが多くなったり、会話が減ったり、今までできていた趣味や散歩などの運動をしなくなったり、デイサービスに行きたがらなくなったりします。これらの症状が内服後に目立つ場合には薬の効果が強すぎる可能性があります。

過鎮静以外の主な副作用は、めまいや便秘、体重減少、頭痛です。この薬剤は主に腎臓から排泄されるので、腎機能が低下している場合は減量が必要です。

なお、この薬剤の優位性として、アセチルコリン分解酵素阻害剤であるドネペジル塩酸塩、ガランタミン、リバスチグミンは互いに作用が似ているため併用することができませんが、メマンチン塩酸塩はこれらの薬剤との併用が可能です。特にアルツハイマー病患者で興奮や不穏等の陽性症状が前面に出ている場合には、メマンチン塩酸塩から開始する場合も多くあります。

漢方薬

ここまでの説明は西洋薬でしたが、**抑肝散**《よくかんさん》といわれる漢方薬もアルツハイマー病患者によく処方します。この漢方薬は主に7種の生薬が混ざったものですが、とりわけ釣藤鈎《ちょうとうこう》と当帰芍薬散《とうきしゃくやくさん》の2種類の生薬が効いています。

釣藤鈎は、神経伝達物質であり「しあわせホルモン」であるセロトニンの作用を増強します。セロトニンが低下すると不安感が増強するので、釣藤鈎の作用によって不安感や、そこから生じるイライラ、不眠や焦燥感などの症状を改善する効果があります。

一方、当帰芍薬散は、認知症症状の進行抑制に働きます。シナプス間でのアセチルコリンの濃度を上昇させる働きがあり、ドネペジル塩酸塩やガランタミン、リバスチグミンなどのアセチルコリンエステラーゼ阻害薬と同様の作用を有しています。

抑肝散は細粒しかありません。苦味はほとんどありませんが、漢方薬は食前か食間の内服なので（食後の内服では吸収が悪くなるといわれています）、その影響で服用が難しい患者さんもいます。

◆抑肝散の副作用

副作用としては鎮静効果が効き過ぎて活動性が過度に低下してしまう患者さんもいます。また漢方薬によく入っている甘草という成分によって、血液中のカリウムが低下して低カリウム血症を来すこともあります。

血液中のカリウムの低下は主に筋肉と神経に影響を与え、初期では自覚症状として主に手足の脱力感や筋肉痛、そして動悸が出現します。さらに低下が進行すると、四肢の筋肉の麻痺が進行して歩行困難となります。また、意識消失や多尿、便秘や腸閉塞を来し、不整脈を誘発する場合もあります。

抗精神病薬

認知症はその主症状である記憶障害とともに、周辺症状と言われる不穏や興奮、暴言、暴力行為、不潔行為等があり、これらの症状はＢＰＳＤ（Behavioral and Psychological Symptoms of Dementia：認知症の周辺症状）と言われます。

ＢＰＳＤが特に激しい場合には、興奮を抑える効果が強い抗精神病薬を処方する場合があります。以前の抗精神病薬は効果も強い反面、副作用も強く、処方が難しい場合も多くありましたが、最近では非定型精神病薬という副作用が出にくい薬剤が処方できるようになりました。

◆ＢＰＳＤの陽性症状への対応

非定型精神病薬の代表的な薬剤は**リスペリドン**、**オランザピン**、**クエチアピン**、**アリピプラゾール**というものです。これらは神経伝達物質であるドパミンの作用を抑制し、認知症の周辺症状のなかで最も介護者を悩ませる陽性症状（不穏や興奮、暴力行為、徘徊、妄想、幻覚や幻視）に対して抑制効果があります。

一方、薬の作用が強くなってしまうと過鎮静が起こります。ボーッとして活動性が過度に落ちてしまい、1日中居眠りをするようになってしまうことも起こりますので注意が必要です。

他の副作用としては、錐体外路《すいたいがいろ》症状、いわゆるパーキンソン病で起こるような症状があります。

例えば、動作が緩慢になる、手足が硬くなり動きが悪くなる、手足や頭部の震えや不随意運動（自分の意思とは関係なく手足や身体が勝手に動いてしまう）です。さらにこれらの症状によって、転倒しやすくなります。また一部の非定型精神病薬には糖尿病を悪化させる可能性があり、糖尿病を併発している場合には服用できない場合があります。

◆BPSDの陰性症状（活動性の低下）への対応

アルツハイマー病では不穏や興奮、暴力行為などの陽性症状とは逆に陰性症状が主な症状の場合もあります。陰性症状とは活動性の低下、無意欲や行動力の低下などの症状を来します。

例えば、今まで運動や人との関わり合いを積極的にしていた人がそれらの行動をしなくなったり、グラウンドゴルフや盆栽などを行っていた人が、それらを行わなくなってしまったりします。これらが陰性症状であり、医学的にはアパシーといわれる状態です。

またうつ病を併発し塞ぎ込む、不眠等の症状や、逆に1日中居眠りをする（過眠）などの症状が現れる場合もあります。これらの陰性症状には、一般的に前述したアセチルコリンエステラーゼ阻害剤（ドネペジル塩酸塩、ガランタミン、リバスチグミン）の効果が期待されます。逆にメマンチン塩酸塩や抑肝散は陰性症状を悪化させる可能性があります。

うつ傾向や不安が強い場合には抗うつ剤や抗不安薬を処方します。抗うつ薬には最近では副作用の少ない**SSRI**（セロトニン再取り込み阻害剤）や**SNRI**（セロトニン・ノルアドレナリン再取り込み阻害剤）を使用します。

2 レビー小体型認知症とはどんな「病気」なのか

——症状、検査、診断、治療法

Bさんの場合

同じことを何回も聞くことがあり、また約束を忘れてしまうなどの物忘れはあるが、日常生活にそれほど影響するほどではなかった。しかし最近、誰もいないのに子供がいっぱい自分の部屋に来て困ってしまうと外来で訴えた。何人ぐらい来るのかと聞くと、約10人。そしてときどき、家の物を勝手に持っていってしまう、ときには砂糖を持ち去ってしまい、料理の味つけができないと嘆いていた。その子供たちは近づいて触ろうとすると消えてしまう。同居の家族に聞くと、そのようなことは実際にはないということだった。

Cさんの場合

夕ご飯をつくろうとしたが料理の手順が思い出せなくて料理に時間がかかってしまうことが増えた。携帯電話や電子レンジ、洗濯機など今まで使えていたものの操作手順がわからなくなってしまう。また、最近、夜中に大きな寝言を言ったり、夢見が悪くて壁を叩いたりしているようだ。自分の家の二階に誰か知らない人が住んでいると訴えるが、家族はそのような人はいないと否定している。軽い物忘れはあるが、それを本人は自覚している。転びやすいが手や足に震えなどの症状はない。

レビー小体型認知症の原因について

レビー小体型認知症は、αシヌクレインという異常タンパクが脳内に蓄積することによって発症します。αシヌクレインは、パーキンソン病の主要原因物質でもあると

■大脳基底核の位置

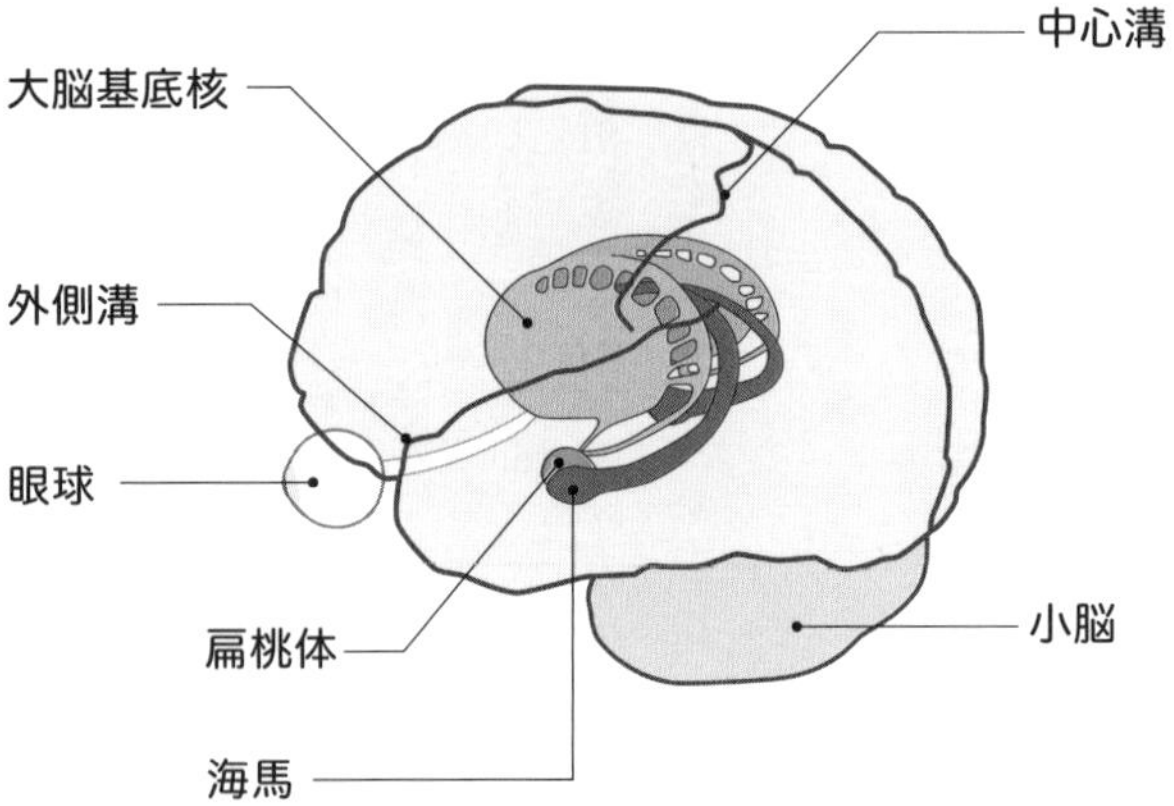

考えられています。

脳幹部から大脳の奥の大脳基底核にこの異常タンパクの蓄積が多い場合はパーキンソン病を発症しますが、大脳皮質、特に頭頂葉から後頭葉を中心に蓄積した場合にはレビー小体型認知症を発症します。また、パーキンソン病を発症した患者さんが、病状の進行とともに認知症を発症する場合もあります。

レビー小体型認知症の患者さんの脳を顕微鏡で調べてみると、αシヌクレインが蓄積しているのが観察されますが、約80％の症例で同時にアルツハイマー病の病理所見の特徴である老人斑と神経原線維変化が認められます（混合型）。αシヌクレインのみが認められる症例は純粋型と呼ばれ約20％しかありません。

そのため、認知症の初期段階ではレビー小体型認知症の症状が主体であっても、のちに経過とともにアルツハイマー病の症状も併発することがあります。

レビー小体型認知症の特徴

この病気は、1912年にドイツの病理学者、フレデリック・レビー先生が学会で初めて発表したことからこの病名がつけられています。日本では小阪憲司先生が初めて発表しています。

脳の神経細胞が機能低下していく変性疾患による認知症では、アルツハイマー病に次いで多い病気です。

特徴的な症状としては幻視、レム睡眠行動異常症、パーキンソン病、認知機能の変動です。

認知機能は低下しますが、アルツハイマー病と比較すると病初期は比較的軽度に経過します。エピソード記憶よりも注意障害（集中力がないことからの物忘れ症状）や構成失行が目立ちます。

また認知症の症状が良いときと悪いときと変動があり、その差が激しく変動するのもレビー小体型認知症の特徴です。

●レビー小体型認知症の症状 その1 幻視症状

認知機能の低下とともに、レビー小体型認知症の最も特徴的な症状である幻視が出現します。幻視は人影が見える、人の気配がするなどの軽度の場合もありますが、一般的には色彩鮮やかな人や動物、虫などが見える場合が多く、その幻視を患者さん本人が後になっても覚えている場合が多いのも特徴です。アルツハイマー病患者さんも幻視を訴える場合もありますが、その場合は後から聞いても覚えていません。

レビー小体型認知症の幻視は音は伴わず、比較的小さな物が見える場合が多いようです。

私の患者さんでは冒頭のBさんのように、まず人が見える場合が多いようです。大い人から子供までいますが、やや子供の方が多い印象です。見えている人は全く知らない人のようです。

子猫や子犬がいっぱい部屋にいるとお話しされる人もいます。その人は猫や犬が可愛くて仕方がない様子で、幻視に対しあまり困っている様子はなく、逆に楽しんでおられました。治療が進んで子猫や子犬の幻視が見えなくなると、「子犬や子猫が最近は来なくなって寂しいわ」と話しておられました。

これらの症例のように患者さんの話を聞くと、幻視はおばけのような得体の知れないものでない場合が多く、あまり怖がっている人は少ない印象です。しかし、「壁にいっぱい黒い小さな虫が見える」「黒い小動物やゴキブリが見える」という人もいて、その場合には気持ちが悪い、不快である、と訴えます。

幻視は夕方から夜にかけて見える場合が多く、薄暗い環境で部屋に掛けてある洋服が人に見えたり、電化製品のコードが蛇に見えたり、壁のシミが虫や人の顔に見えたりすることがあり、いわゆる錯視（実際にあるものを見間違える）から出現していることが多いようです。

私見ですが、昔から語り継がれている座敷童などはもしかしたら、このレビー小体型認知症の幻視ではないのかと最近、思っています。

明るい環境下では幻視症状は出ない場合が多いので、日中は部屋を明るくするようにカーテンを開け、夕方から夜にかけては、起きている間は部屋の電気をつけて明るい環境にすることも幻視を出にくくするのには有効です。

また、ハンガーにかけてある洋服が人に見えることが多いようなので、なるべくクローゼットにしまうように心がけましょう。

●レビー小体型認知症の症状 その2 レム睡眠行動異常症(RBD)

これはその名のとおり人が寝ているとき、特に夢を見ているレム睡眠時に大きな寝言を言ったり、見ている夢に合わせて身体が勝手に動いてしまったりする症状です。レビー小体型認知症で現れることが多くあります。

睡眠は大きく分けて、身体が休んで脳が機能しているレム睡眠と、脳が休んで身体が機能しているノンレム睡眠との2つに分けられます。レム睡眠時に人の脳は活発に活動しており、この時の脳波を測定すると、あたかも起きているかのような波形を呈しています。このレム睡眠時に人は夢を見ています。

脳コラム

大脳を休めるノンレム睡眠

レム睡眠とノンレム睡眠は約90分間隔で出現し、睡眠の初めはノンレム睡眠で深い眠りに入ります。その後はレム睡眠が定期的に現れますが、睡眠の後半になるに従ってノンレム睡眠は浅くなり、逆にレム睡眠が多くなってきます。

早朝になるとレム睡眠の頻度はより多くなり、起床時によく夢を見ていたと経験するのはこの影響です。レム睡眠は、rapid eyes movement（REM）の頭文字から命名されています。意味は急速眼球運動です。寝ている人をよく観察すると、両側の眼球が左右に早く動いている様子がまぶたの上からでも観察できます。脳がレム睡眠期に活発に活動している証拠です。

人を含む哺乳類と鳥類などの恒温動物は、爬虫類や両生類、魚類と違って大きく発達した大脳皮質の機能を維持する必要があります。そのため、大脳を休めることを目的としたノンレム睡眠を獲得したと考えられています。

他方、爬虫類や両生類、魚類は変温動物であり大脳があまり発達していないので、睡眠中も不意な他の動物からの攻撃に備え、大脳を休めるノンレム睡眠はありません。

レム睡眠は1953年にシカゴ大学のユージン・アセリンスキーとナサニエル・クレイトマンらによって初めて発見されました。ノンレム睡眠は今までの研究で、成長ホルモンの分泌や記憶の定着、脳内の蓄積物を除去する作用があるといわれています。

一方のレム睡眠は謎が多く、何が関与しているのか、はっきりとわかっていませんでした。その後、ネコを使った実験で、大脳半球を大幅に破壊しても脳波上はレム睡眠が認められますが、脳幹部、特に橋といわれる部位を破壊するとレム睡眠が認めらませんでした。この実験からレム睡眠は脳幹部由来、特に橋で制御されていると考えられるようになりました。

さて、健常な人であればレム睡眠時に四肢や体幹の筋肉は完全に緊張が低下しており、どんなに楽しい夢や悪夢を見ていても身体が夢に合わせて動いてしまったり大きな声をあげたりすることはありません。

しかし、レビー小体型認知症で出現するレム睡眠行動異常症では、見ている夢に合わせて身体が勝手に動いてしまったり、動かなくても大きな声で寝言や暴言を吐いてしまったりします。

さらにこのレム睡眠行動異常症の人が見る夢は楽しい夢ではなく、動物や人に襲われるなどの怖い夢、悪夢である場合が多く、その夢に合わせて腕を払い除けたり足をバタつかせたりします。ときにはベッドから起き上がり部屋を歩き回ったり、一緒に寝ている人を殴ったり蹴ったりする場合もあります。

私の患者さんのなかには、部屋の壁を思いっきり叩いて穴を開けてしまった人や、寝室に置いてあるテレビを蹴って足を骨折してしまった人がいました。

ひどくなると夜中に突然起き上がって一緒に寝ていた奥さんに暴言を吐き、部屋にあったハサミとナイフを持って襲いかかった患者さんもいました。この方は通報を受けた警察によって逮捕されましたが、のちにその事を本人に聞いても全く覚えていま

■脳幹部にある「橋」

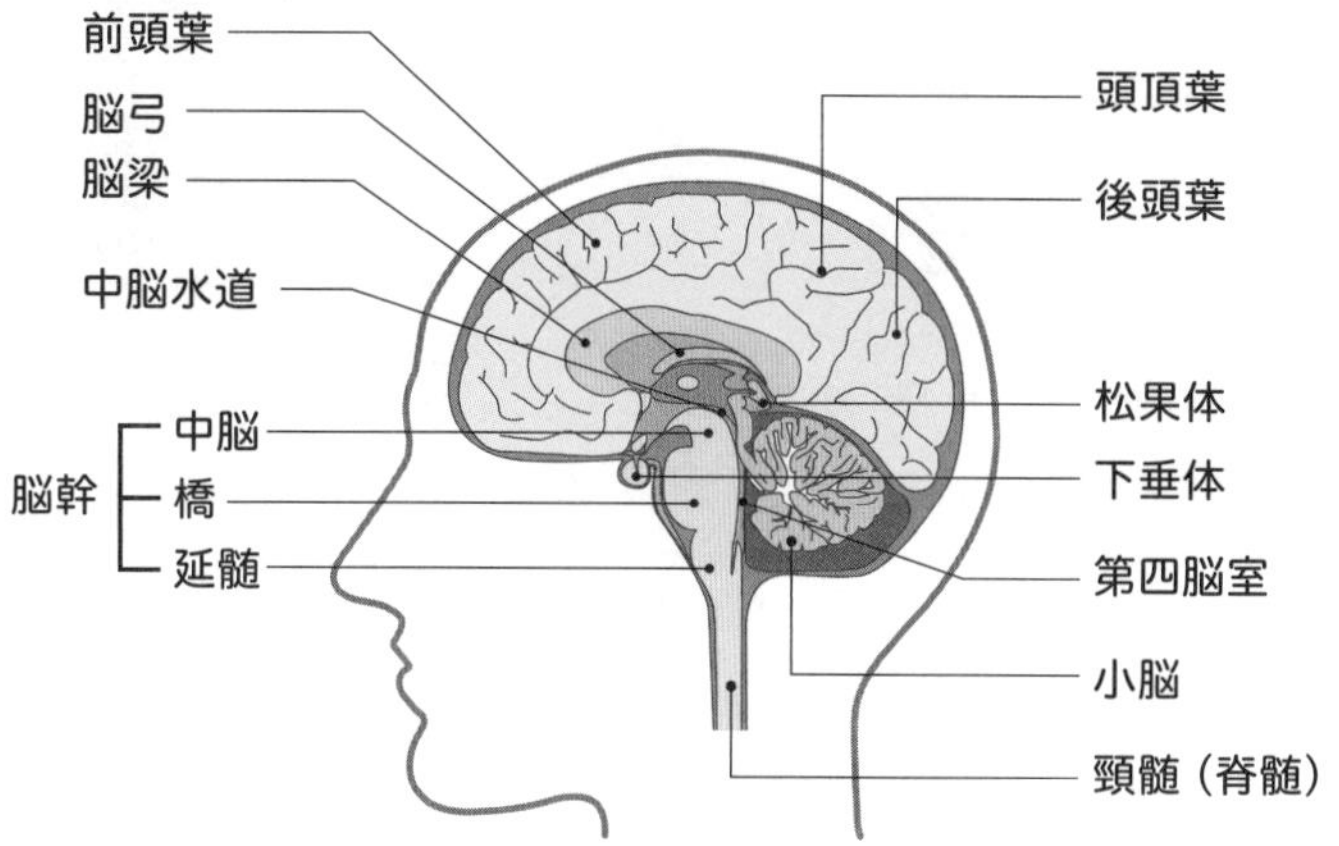

せんでした。

レム睡眠行動異常症は、レビー小体型認知症やパーキンソン病を発症する数年前から認められる場合があります。

このレム睡眠行動異常症ですが、レム睡眠の中枢である脳幹部、特に「橋《きょう》」に原因物質であるαシヌクレインが徐々に蓄積し、その機能を障害するためといわれています（112ページ参照）。レビー小体型認知症だけでなく、αシヌクレインが脳内（特に「橋」）に蓄積することが原因で発症すると考えられている病気、たとえばパーキンソン病やその近縁疾患である多系統萎縮症という病気でも、発症するかなり以前から見られることがあります。

寝ている時のことなので、患者さん本人は自覚がない場合も多々ありますが、一人暮らしの人でも自分の大きな寝言で起きてしまったり、歩き回って壁にぶつかり、その痛みで起きてしまうこともあります。

●レビー小体型認知症の症状 その3 パーキンソン症状

レビー小体型認知症では皆さんがよくご存じのパーキンソン病を併発することがあります。パーキンソン病では多種多様な症状が出現しますが、なかでも4大症状といわれているものが以下のものです。

①安静時振戦《しんせん》

手足や頭が自分の意志とは関係なく震えてしまう症状です。特に安静時（何もしないでボーッとしている時、例えばテレビを見ている時など）に手足が小刻みに震える症状です。

なにか物を取ろうと手を動かした時には収まります。しかし重度になると手を動かしている時にも収まらなくなります。

この振戦は左右どちらかの手や足から始まり、次第に四股に広がっていきます。

②筋固縮（筋肉がこわばる）

筋肉がこわばって身体がスムーズに動かなくなります。診察する際は患者さんに脱力してもらって医師が患者さんの手足を持って他動的に動かします。すると、スムーズな動きができず筋肉の抵抗を感じます。

鉛の管を曲げるような感じや時にはガクンガクンと抵抗が一瞬なくなる、まるで歯車を回しているような感覚を受ける時もあります。手足の筋肉がこわばって硬くなり動きが悪くなっているのです。

首周囲の筋肉が硬くなると首が左右どちらかに傾いたり、首下りといって首が下がってしまい上に挙げられなくなったりします。

腰の筋肉が硬くなると、腰が曲がって腰痛の原因にもなります。嚥下筋に影響すると食べ物が飲み込みづらくなります。

③動作緩慢（寡動《かどう》、無動）

文字どおり日常生活の動作が著しくゆっくりになり、ぎこちない動きになってしまいます。さらに病状が進行すると、無動と呼ばれる全く動きがない状態になってしまうこともあります。

この症状は特に2つ以上の動作を同時に行なう時に、より顕著になります。例えば、右手で「お星さまキラキラ」と手を動かしながら左手で自分の膝を叩くようなことがスムーズにできなくなります。

顔面の筋肉の動きも悪くなり、瞬きまでも減ってしまいます。喜怒哀楽が現れにくくなり、表情が乏しくなり、だんだんと無表情になってしまいます。このことを医学的には「仮面様顔貌《かめんようがんぼう》」と言います。

④姿勢反射異常（身体のバランスが取りづらくなる）

正常な場合には歩いていて、段差でつまずいたり、他人に軽く押されたり引っ張られたりして転びそうになったとき、とっさに左右どちらかの足を出して踏ん張り、手や身体でバランスを取ってなんとか転ばないようにします。

しかしパーキンソン病ではこれらの動作ができなくなるため、ちょっとしたことで転倒しやすくなります。また、転倒時には両手がとっさに出ないため、顔面を打撲してしまうことも少なくありません。パーキンソン病によくみられる**小刻み歩行**や**突進現象**ともあいまって、とても転びやすくなります。

健康維持や足腰を強くするために散歩や運動をするよう外来で指導しますが、患者さんによっては姿勢反射異常のために何回も転倒してしまい、時には顔面に大きなケガを負って救急車で搬送される人もいます。

散歩などの運動はその人の運動機能に合わせて無理せずに行うことが肝心です。特に転倒しやすい患者さんの場合は理学療法士の指導を受け、家族の方やヘルパーさんなどにつき添ってもらい無理をしないようにしましょう。転んで骨折でもしてしまったら本末転倒です。

パーキンソン病では以上の4大症状と合わせて、他にも多くの関連症状が認められます。たとえば正常な場合は歩くときに左右の腕を無意識に足と逆に振って歩きますが、パーキンソン病ではどちらか一方の腕の振りが極端に少なくなり、しかもその手が小刻みに震えています。

歩行はちょこちょこと小幅で歩きますが、つま先は真っ直ぐに前を向いており、腰をかがめて歩きます。これがパーキンソン病の**小刻み歩行**という状態です。

また、初めの一歩が自分の意思に反して踏み出せず（すくみ足）、逆に歩き始めると急には止まれません。これを**突進現象**といいます。歩き始めは小刻みでゆっくりとした歩行なのですが、自分の意思とは関係なくだんだんと早くなってしまいます。前傾姿勢もあいまって止まろうと思っても足が止まらず、なにかにぶつかったり転倒したりして止まるまで突進してしまいます。赤信号で止まれないと大変危険です。

また、筋肉が硬くなり協調性がなくなるために、字を書いているとだんだんと小さくなったりします。そして字だけではなく声も小さくなってしまいます。

これらの運動機能の障害とともに、患者さんを苦しめるのが自律神経症状です。特に多いのが**便秘**です。たかが便秘と思われるかもしれませんが、便秘の程度はかなり強く、緩下剤《かんげざい》や便秘薬が必ず必要になるくらいです。パーキンソン病患者さんの約90%以上の方が便秘で苦しんでいます。

便秘はパーキンソン病発症の数年前から症状が出る場合があり、また便秘があると治療薬に対する効果も低下してしまいます。その他、自律神経障害による立ちくらみや排尿障害も起こします。

●レビー小体型認知症の症状 その4 意識レベルの変動

認知症症状の変動が大きいのもレビー小体型認知症の特徴です。変動は数時間から数日間、長い場合には数週間から数ヶ月にもおよびます。

これは、注意力や意識レベルの変容、覚醒度の変動でもあります。少し前のことを思い出せず家族に同じことを何回も聞いたり、話しかけてもボーッとして反応が鈍かったりという症状がある人が、ある時、この人はどこが病気なのかと思うほど覚醒度がよく、認知機能も改善している時があります。

レビー小体型認知症以外の認知症、例えばアルツハイマー病や脳血管性認知症、前頭側頭型認知症ではこのようなはっきりとした症状の変動はなく、一般的に症状は改善することなく進行性に悪化する場合がほとんどです。

レビー小体型認知症におけるこの認知症症状の変動の原因は、前述した脳幹部に蓄積するαシヌクレインの影響と思われます（105ページ参照）。脳幹部、とくに橋《きょう》には大脳半球と繋がる神経線維があり、これは上行性網様体賦活《じょうこうせいもうようたいふかつ》系といわれます。この上行性網様体賦活系は人間の意識を覚醒させておく機能があり、この機能がαシヌクレインの影響で変動を来すことによって意識レベルや集中力の変動、そして注意力の変動を来すと考えられます。

一方で、レビー小体型認知症の患者さんは時に原因不明の意識消失発作を起こします。自宅やスーパーで買い物中、レストランで食事中などに突然、前触れもなく意識を失ってしまうのです。

多くの場合は救急車で病院に搬送されますが、救急車が到着する前や救急車内で意識が戻る場合がほとんどです。当院にレビー小体型認知症で通院されている患者さんも時に意識消失発作で搬送されますが、頭部ＣＴ検査や胸部レントゲン、心電図、採血などの検査を行っても異常が認められません。これもレビー小体型認知症の意識レベルの変動の一種と考えられます。

●レビー小体型認知症の症状　その他の症状

これまで紹介したのがレビー小体型認知症の4大症状ですが、それ以外にも付随する症状があります。特に気をつけなければいけないのが**うつ病**です。これはレビー小体型認知症の発症以前から発症する場合が多く、老年期うつ病と診断されることがあります。

他にもレビー小体型認知症の患者さんの中には内服薬に過剰に反応する人がいます。不眠症に対する睡眠薬や幻視症状を抑えるために抗精神病薬を外来で処方することがありますが、はじめから通常量を処方すると薬が予想以上に効いてしまい、一日中寝てしまうとか、意識レベルが低下して呼びかけにも反応せず、食事もトイレもできなくなってしまうことがあります。処方薬だけでなく薬局で売っている薬、たとえば風邪薬や鼻炎薬などでも過剰に反応してしまう場合がありますので注意してください。

妄想も出現します。アルツハイマー病では物取られ妄想（自分でしまった通帳などの場所を忘れてしまい、探すことを何回も繰り返しているうちに、誰かが盗んだと思い込みに発展すること）が多く認められますが、レビー小体型認知症の場合はより複雑な妄想が出現します。

2階に誰か知らない人が住んでいて、夜になると勝手に冷蔵庫から物を取っていってしまう（幻の同居人）や配偶者が知らない人と不倫をしている（嫉妬妄想）、一緒に住んでいる家族が誰か知らない人と入れ替わっている（カプグラ症候群）などが有名です。

レビー小体型認知症の検査および診断について

①問診

全ての認知症診断の基本は問診です。患者さん本人からの問診も重要ですが、病識がない（自分は病気ではないと思っている）場合も多いため、一緒に来院された家族や友人からの問診も重要です。

レビー小体型認知症の患者さんの場合はアルツハイマー病に比べ、患者さんに病識がある場合が多い印象です。幻視について、そのことをちゃんと覚えていることも多く、診察で患者さんに幻視のことを聞くと、詳細に話してくれます。しかし、病状が進行してしまうと幻視のことも忘れてしまいます。

またアルツハイマー病と比べて即時記憶や近時記憶（少し前の記憶）は保たれていることが多く、これらの記憶が障害されるアルツハイマー病とは物忘れの内容が異なります。

一方で、遂行機能障害といわれる症状が早期から出現します。これは、計画を立てて準備をし、実行する（遂行する）能力のことです。

例えば旅行の計画や料理の献立などがそうです。献立を考え冷蔵庫の中にある食材と足りない物を考えてスーパーに行く。そして必要な買い物して帰宅して料理を作る。これらの一連の行動がスムーズにできなくなり、どこかでミスをしてしまいます。アルツハイマー病でも見られる症状ですが、レビー小体型認知症の場合にはより早期から認められます。

また構成失行といって、五角形や立方体を紙に模写することや、積み木を使って立体的に形を作ることが不得意になります。さらに意識レベルの変容によって集中力や注意力が散漫になり、人の話を聞いていないため、数字の逆唱のような集中力を要する即時記憶が悪くなります。

②画像診断

アルツハイマー病では側頭葉内側にある海馬が萎縮していることが頭部MRI検査で認められる場合が多いと述べましたが、レビー小体型認知症では海馬の萎縮があまり目立ちません。これまで脳の萎縮に関しては、CTやMRIの画像を見て医師がその程度を判断していましたが、目視での方法では客観性に欠け、また診断する医師の間でも判定に差が生じることが問題でした。

そこで最近では、MRI検査でアルツハイマー型認知症診断支援システム（VSRAD：ブイエスラド）という検査を追加して行うことで、海馬の萎縮の程度を同年齢の正常脳と比較して客観的に判断することができるようになっています（次ページ画像参照）。

VSRADにより、レビー小体型認知症においては認知機能の低下の割には海馬の萎縮が軽度であることがアルツハイマー病との鑑別の手助けになっています。

一方最近の研究では、脳幹部（中脳や橋）の背側部が正常脳に比べて萎縮している

■ブイエスラドの画像

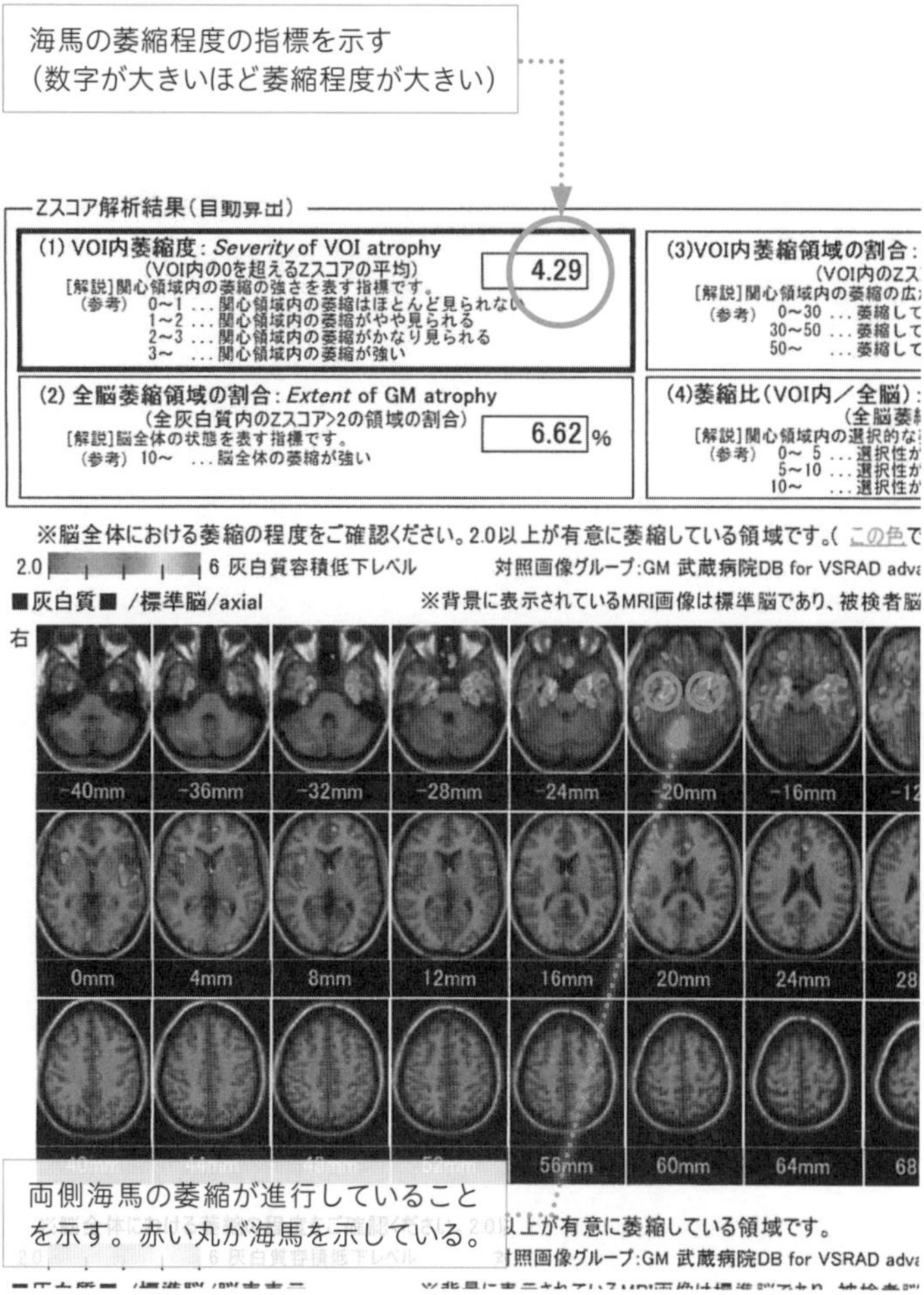
海馬の萎縮程度の指標を示す
(数字が大きいほど萎縮程度が大きい)
Zスコア解析結果(自動算出)
(1) VOI内萎縮度: Severity of VOI atrophy
(VOI内の0を超えるZスコアの平均)
4.29
[解説]関心領域内の萎縮の強さを表す指標です。
(参考) 0〜1 ... 関心領域内の萎縮はほとんど見られない
1〜2 ... 関心領域内の萎縮がやや見られる
2〜3 ... 関心領域内の萎縮がかなり見られる
3〜 ... 関心領域内の萎縮が強い
(2) 全脳萎縮領域の割合: Extent of GM atrophy
(全灰白質内のZスコア>2の領域の割合)
6.62 %
[解説]脳全体の状態を表す指標です。
(参考) 10〜 ... 脳全体の萎縮が強い
(3)VOI内萎縮領域の割合
(4)萎縮比(VOI内/全脳)
※脳全体における萎縮の程度をご確認ください。2.0以上が有意に萎縮している領域です。(この色で
2.0 6 灰白質容積低下レベル
対照画像グループ:GM 武蔵病院DB for VSRAD
■灰白質■ /標準脳/axial
※背景に表示されているMRI画像は標準脳であり、被検者脳
右
-40mm
-36mm
-32mm
-28mm
-24mm
-20mm
-16mm
0mm
4mm
8mm
12mm
16mm
20mm
24mm
56mm
60mm
64mm
両側海馬の萎縮が進行していること
を示す。赤い丸が海馬を示している。

ことがあり、これもＶＳＲＡＤで調べることができるようになっています。

アルツハイマー病の検査のところで述べたＰＥＴ検査やＳＰＥＣＴ検査で脳代謝や脳血流を検査することによって診断を行う場合もあります。両検査ともアルツハイマー病と比べレビー小体型認知症では、両側の後頭葉の代謝や血流が低下していることが特徴的です。

後頭葉は視野や視覚に関与している部位であり、この機能低下が幻視の発生に関与しているものと考えられます。あまり一般的ではありませんが、脳波を検査することによって、後頭葉の機能の低下を調べることもできます。

これらの検査を行っても診断に苦慮する場合にはもっと進んだ検査を行う場合があります。

一般にレビー小体型認知症ではパーキンソン病を併発することが多く、脳内のドパミンが低下しています。脳内のドパミンはＰＥＴやＳＰＥＣＴ検査で測定することができ、低下が確認された場合には、レビー小体型認知症である可能性が高くなります。

また特殊な検査として、MIBG心筋シンチグラフィーという検査を行うこともあります。これは、ノルアドレナリン（交感神経の末端から分泌される物質）に似たMIBGという物質を静脈から注射して心臓への分布を検査します。心臓は交感神経から分泌されるノルアドレナリンでコントロールされていますが、レビー小体型認知症ではノルアドレナリンの分泌が低下しており、同様の作用を有するMIBGを注射しても心臓への分布が同様に低下しています。

この検査で低下が認められた場合には、レビー小体型認知症の可能性が非常に高くなります。レビー小体型認知症で起こる突然死や原因不明の意識消失発作の原因は、この心臓機能の低下、交感神経の機能不全も原因であるとも考えられています。

③睡眠ポリグラフ検査

寝言や睡眠時の異常行動を来すレム睡眠行動異常症を検査する方法が睡眠ポリグラフ検査です。

睡眠中はレム睡眠とノンレム睡眠を交互に繰り返しますが、レム睡眠の時に脳活動は活発で身体や手足の筋肉活動は低下しています。このレム睡眠の時に人は夢を見ます。一方ノンレム睡眠の時には脳活動は低下し、逆に身体や手足の筋肉活動は活発であり、寝返りをします。

これに対しレビー小体型認知症では、レム睡眠の時に脳活動も身体や手足の筋活動も両方とも活発です。

レム睡眠かノンレム睡眠かどうかは脳波を取ることで分かりますが、手足や身体の活動は筋電図を測定しないと医学的に正確に評価ができません。この脳波と筋電図の検査を両方同時に行う検査が睡眠ポリグラフ検査です。この検査によってレム睡眠行動異常症の診断が可能になります。

これらの特殊な検査は大学病院や総合病院で行っています。すべての認知症患者さんに行われる検査ではなく、若年者の認知症や認知症の鑑別診断が困難な場合に限って行われています。

レビー小体型認知症の治療

認知機能低下に対する薬物療法

レビー小体型認知症の認知機能低下に対する薬物療法は、アルツハイマー病でも使用されるアセチルコリンエステラーゼ阻害薬である**ドネペジル塩酸塩**が保険適応されています。アルツハイマー病で使用できる他の薬剤、ガランタミンやリバスチグミンは保険適応ではなく厳密には使用できません。

しかしそうは言っても、外来での検査や診察ではアルツハイマー病とレビー小体型認知症を厳密に鑑別することが困難な症例が多くあります。また、レビー小体型認知症ではアルツハイマー病で見られる老人斑や神経原線維変化が死後の病理検査で高頻度に見られることから、この2つの認知症が合併している症例も多く存在し、個々の症例に合わせて**ガランタミン**や**リバスチグミン**が使用される場合もあります。

これらのアセチルコリンエステラーゼ阻害薬は認知機能低下の進行を抑制する効果がありますが、レビー小体型認知症の主症状である幻視を特に抑える効果があります。幻視を抑えることによって、そこから引き続いて発生する種々の妄想も抑えることができます。

ＮＭＤＡ受容体阻害剤である**メマンチン塩酸塩**も使用される場合がありますが、レビー小体型認知症においては保険適応外です。

アルツハイマー病で使用される漢方薬の**抑肝散**も幻視を抑える効果があります。幻視は夕方から夜に出現しますので、抑肝散を夕食前に一包の内服、あるいは不眠がある場合には就寝前にさらにもう一包内服することによって幻視や不眠症状が改善する場合が比較的多く見られます。

これらの薬を使っても幻視が治らず生活に支障を来している時には、**非定型抗精神病薬**を処方する場合があります。

しかしレビー小体型認知症では薬剤に対する過敏性があり、特に非定型抗精神病薬に対する過敏症が強く出現する場合が多いので、最初はごく少量から副作用に注意し、ゆっくりと増量することが重要です。

これらの内服を組み合わせることによって幻視はある程度は改善することが多いのですが、完全になくすことができない患者さんも多くいます。この時の治療方針として重要なのは、ある程度幻視が収まった段階で患者さんとその家族とよく相談して、最低量の内服で治療を維持することです。幻視を完全に抑えようとすると、止めどなく抗精神病薬の増量が必要となり、たとえ幻視が治っても多大な副作用に悩まされることになるからです。

●レム睡眠行動異常症に対する薬物療法

レム睡眠行動異常症に関しては就寝前に**クロナゼパム**という薬剤を処方します。この薬剤は抗てんかん薬の一種ですが、レム睡眠行動異常症に対しても効果があります。少量で効果がありますが、この薬剤も薬剤過敏性によって、翌日まで1日中寝てしまうほど効果が強く出てしまう場合があるので注意が必要です。

●パーキンソン病の併発に対する薬物療法

パーキンソン病の治療薬は現在では多種多様な薬剤がありますが、レビー小体型認知症に併発した場合に使用できる薬剤は限られます。

もっとも効果が期待できるのが、パーキンソン病において脳内で少なくなっているドパミンを直接補う**ドパミン製剤**です。この薬剤はふらつきや嘔吐等の副作用が内服開始初期に起こりやすいので、まずはごく少量から開始し、症状の改善程度を見ながら徐々に増量していきます。

パーキンソン病の主要症状である寡動・無動や動作緩慢にはある程度効果が期待できますが、振戦（手足の震え）にはあまり効果がありません。しかし、レビー小体型認知症では、手足の振戦から発症するパーキンソン病は私の外来では少ない印象です。時に振戦がありドパミン製剤で効果がない場合には、**ゾニサミド**という抗てんかん薬をごく少量から処方します。

3 前頭側頭型認知症とはどんな「病気」なのか

——症状、検査、治療方法

Dさんの場合（ピック病）

診察室ではソワソワしていて落ち着きがない。まだ診察室に入って10秒くらいしか経っていないのに、何も言わずに勝手に診察室の外に出て行ってしまうこともある。

家族が止めても毎日同じ時間に散歩に出てしまう。散歩途中のスーパーで何度も万引きをしてしまい、家族が困って来院。本人に病識なし。

前頭側頭型認知症とは

その病名のとおり、前頭葉と側頭葉を中心に脳の前半部に萎縮が進行し、認知症状を起こします。同じ認知症でもアルツハイマー病では主に側頭葉から後頭葉という脳の後半部が傷害されるのとは対照的です。

前頭側頭型認知症の代表例はピック病と呼ばれており、こちらの病名のほうがご存知の方が多いかもしれません。65歳以下の若年層に多く発症し、男女差はほとんどありません。アルツハイマー病やレビー小体型認知症の場合は65歳以上に多いのと対照的です。

欧米では家族内発症、つまり遺伝性がある場合が約20〜40％の症例があるのに対し、アジアで遺伝性が確認できるのは5％程度です。

前頭側頭型認知症の症状について

一昔前までは、前頭側頭型認知症の診断とその分類は医学的にとても混乱していました。しかし最近になって、発症原因がだんだんと解明されてきた結果、診断と分類もはっきりしてきました。現在この認知症は大きく分けて、①行動異常型前頭側頭型認知症（主にピック病）、②意味性認知症、③進行性非流暢性失語症の3つに分類されています。

①行動異常型前頭側頭型認知症

前頭側頭型認知症の代表的なものは、行動異常型前頭側頭型認知症です。これはピック病と前頭葉認知症、運動神経傷害型とさらに細かく3つに分かれていますが、このなかで1番多く、そして有名なのがピック病です。

ピック病

ピック病は、脳内にピック球と呼ばれる円形の異常タンパクが蓄積して発症します。この異常タンパクは主に前頭葉に分布し、そのため症状は前頭葉がつかさどる働きが障害されることによって発症します。

ピック病では前頭葉の特に前頭前野という部位が障害されますが、ここは脳の司令

■大脳皮質の部位と役割

・前頭連合野…他の連合野や中枢からの情報を判断し実行する。感情のコントロールなど
・前頭眼野…眼球の随意運動を指示する
・運動連合野…運動野へ運動の指示を出す
・一次運動野…運動連合野からの指示で運動を起こす
・ブローカ野…言葉を話すなど言語をアウトプットする

・一次体性感覚野…身体が感じる温痛感、触感など感覚を司る
・頭頂連合野…空間・時間の認識や判断を司る
・味覚野…味覚情報を受け取る

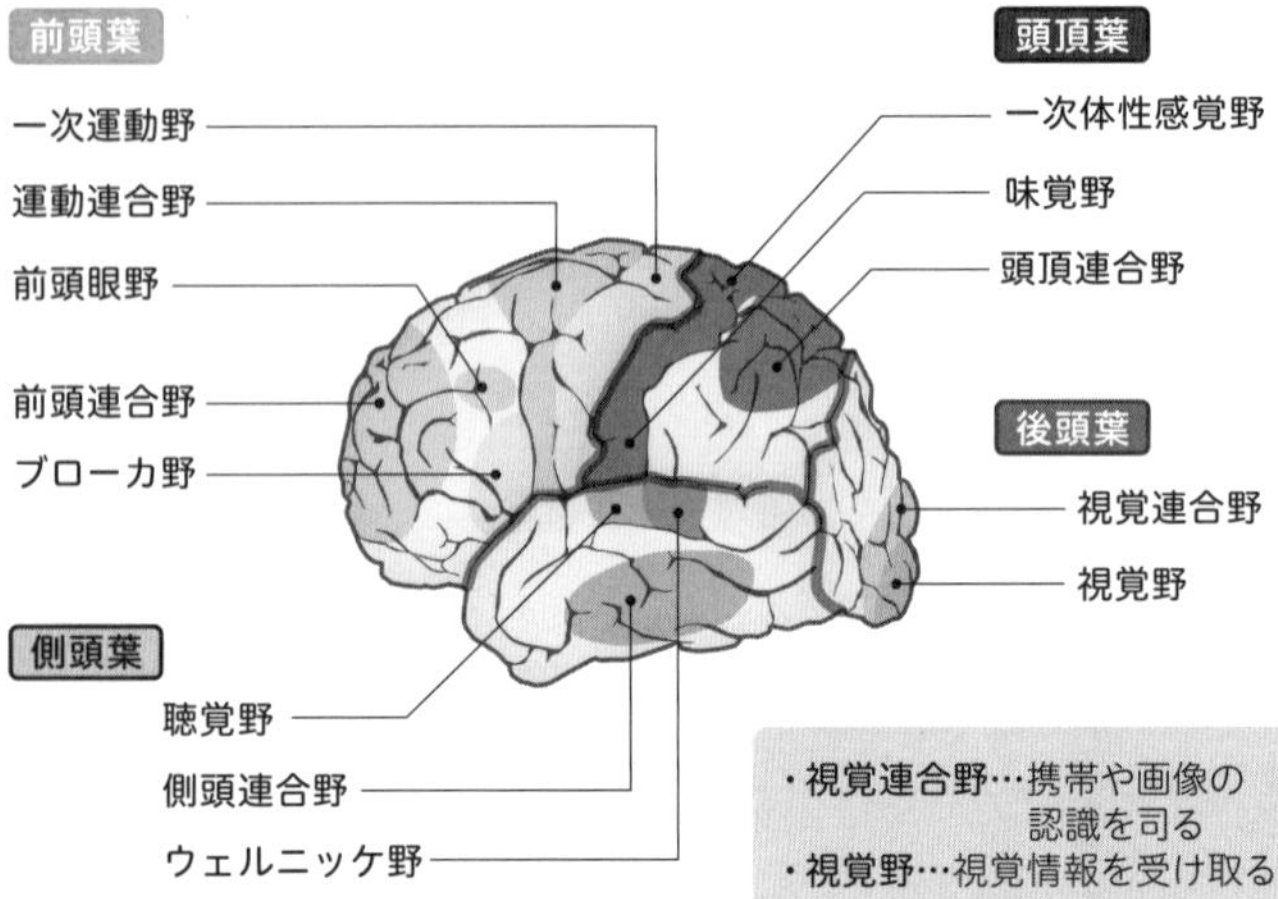

・視覚連合野…携帯や画像の認識を司る
・視覚野…視覚情報を受け取る

・聴覚野…聴覚情報を受け取る
・側頭連合野…視覚野と聴覚野からの情報をもとに色・形・音を認識する
・ウェルニッケ野…言葉を聞き理解するなど言語をインプットする

『脳卒中とその後遺症がわかる本』より

■ピック病に特徴的な臨床症状

	ピック病	アルツハイマー病
病識	全くなし	なし（初期にはあることも）
質問に対して	わからないとすぐ返答（考え不精）	答えを探そうと努力する（家族を振り返る）
モラル	社会的モラルが低下	礼節を保つ
臨床症状	立ち去り現象。他人の気持ちを推測するのが困難になる。感情のコントロールが困難。やる気の低下による自発性の低下。常同行動	短期記憶障害（特にエピソード記憶障害）。物忘れを誤魔化そうとして取り繕う。妄想（物取られなど）。徘徊（一人で外出し、自宅がわからず迷子になってしまう）。
車の運転	車間距離の維持ができない。交通違反、わき見運転	道に迷う。車庫入れに失敗する

塔といわれています。人間が人間らしく行動して生きるために考える能力や記憶、そしてアイデアを創造する部位なのです。環境に合わせて行動を判断し、物事への集中力を維持し、またやる気を出させる部位でもあります。

さらに人の感情もコントロールしています。生まれたばかりの人間の赤ちゃんもチンパンジーの赤ちゃんも前頭前野は同じように未熟ですが、その後に人間の前頭前野はチンパンジーと比べ物にならないくらいに急速に発達します。前頭前野は人間が人間らしく生きるためにとても重要な部位であり、ここが主に障害されるピック病では、認知機能低下と合わせてとても特徴的な臨床症状を呈します。

●ピック病の症状 自発性の低下

まず、病初期から認められる症状が、やる気の低下による自発性の低下です。後に説明する「常同行動（同じ行動をくり返す）」という症状とともに混在しています。

アルツハイマー病と同様に、ピック病では自分が病気であるとの自覚（病識）がありません。アルツハイマー病の場合には、病初期に自分が病気ではないかと心配するような軽度の病識がある場合もありますが、ピック病においては病初期から病識がまったくありません。

前頭葉は現在、自分が置かれている環境を客観的な観点から認識する機能を有しますが、ピック病ではその機能が低下します。

そのため、その場にそぐわない行動を起こしてしまいます。例えば、お葬式に出席して周りの人が悲しんでいるのに自分だけ笑い出したり、お経をあげている最中に歌を歌ってしまった人もいます。

他人の気持ちを推測して判断することが難しくなり、人を思いやる気持ちが希薄になります。また自分の感情をコントロールすることが難しくなり、思いついたことをすぐに行動に移してしまうのです。まさに「我が道を行く」(going my way)感じです。

私の外来にもピック病の患者さんが来ます。とてもソワソワしていて落ち着きがありません。診察椅子に座ってじっとしていることが難しいのです。診察室に入ってまだ10秒くらいしか経っていないのに勝手に外に出て行ってしまいます。最初は私もびっくりしましたが、この現象は「**立ち去り現象**」といって、ピック病に特徴的な症状なのです。一方、アルツハイマー病では礼節が保たれており、このような行動はまずありません。

こうした症状は集中力の低下により、物事に対してすぐに飽きてしまう傾向があるためです。私がいろいろな質問をしても「わからない」と、全く考える素振りもなくすぐに返答します。これは医学的には「**考え不精**」といわれる現象です。

一方、アルツハイマー病の場合は、質問に対して一生懸命に答えを探し出そうと努力したり、適当に嘘の答えを言ってその場を取り繕ったりします。ピック病ではそのような努力や取り繕いが全く認められないのです。

社会通念上のモラルを持った行動ができなくなり、感情のコントロールも難しくなるため、診察室で突然、鼻歌を歌い出した患者さんもいました。

また目の前にある通常では触ってはいけない物を触らずにはいられなくなり、診察机の上にある私のパソコンや診察道具を勝手に触り始めたりします（これを「**使用行動**」といいます）。許可を求めるようなこともありません。この行動は前頭葉、特に前頭前野が発達していない幼児がとる行動ととても似ています。触ってはダメといっても勝手に触ってしまうのです。

最近、認知症患者さんの自動車運転が問題になっていますが、ピック病の場合には車間距離の維持ができない、信号無視や道路標識の無視などの交通違反、脇見運転が多いなどが挙げられています。

●ピック病の症状　常同行動

ピック病で特に有名な症状が「**常同行動**」といわれるものです。同じ行動を毎日、時には1日の中で何回も行います。例えば1日中、数kmから十数kmの同じコースを歩き続けたりします。これは、アルツハイマー病でよく見られる「徘徊」とは全く違います。

アルツハイマー病の場合には帰り道がわからなくなって迷子になってしまうことがありますが、ピック病では外出しても道に迷わずにちゃんと家に戻ってきます。しかしこの行動は、たとえ雨でも台風でも家族がいくら説得しても止まりません。これは徘徊と区別して「周徊《しゅうかい》」もしくは「周遊」と呼ばれます。

アルツハイマー病と違って、家を出て迷子にならず散歩してちゃんと1人で帰ってくるのであれば問題ないのではないかと思われる方がいるかもしれませんが、この散歩中にトラブルを起こすことが多いのです。

前頭葉の機能低下によってもたらせられる社会的モラルの低下、目の前の物を勝手に取って使ってしまう「使用行動」、そしてその場をすぐに立ち去ってしまう「立ち去り現象」によって、周徊コース上にある神社での賽銭泥棒、他人の家の花を勝手に持っていってしまうなどの問題行動を起こしてしまうのです。

近年、問題になっているのが同じスーパーでの繰り返しの万引きです。本人には悪いことをしたという気持ちがないので、注意されても反省の態度が見られません。一般的な万引きでは見つからないようにコソコソとしますが、悪いことをしている自覚がないので堂々と商品を持っていってしまいます。

このように家の外へ出て行ってしまう常同行動もあれば、自宅内でも見られる単純動作の繰り返しもあります。

たとえば廊下を行ったり来たりする往復運動、戸の開閉を意味もなく繰り返したり、何度も時刻を確認する、何回も物を数える、コンコンと机を叩く、手で膝を叩く・擦る等の動作を、意味もなく繰り返す動作が見られます。

常同行動に時間的な要素が加わると、「**時刻表的常同行動**」といわれる状態になり、ピック病により特徴的な症状となります。決まった時間になるとこの周徊行動が必ず始まるのです。

どんなに天気が悪くても周徊をするために、止めようとする家族に対して怒り出す場合が多く、周囲の状況を理解して「明日に延期しよう」という妥協的な考えには至りません。

また食行動にも常同行動が見られます。これは偏食という形で出てきますが、特に甘い物への固執が強くなる傾向があります。女性の場合には毎日、毎回同じ物を料理して食べる行為が見られることもあります。

ピック病の病初期には自発性の低下とこの常同行動が、共存している状態です。家でボーッとしていたかと思えば、急に起き上がり周徊するというようなことになります。

しかし、病気が進行すると常同行動や落ち着きのなさは影をひそめ、自発性の低下や無気力が前面に出てきます。言語理解も乏しくなり、何を聞いても同じことを答える「滞続言語」と呼ばれる状態になり、やがて自発言語もほぼ無くなってしまいます。ピック病では、発症してからおおよそ6年から9年程度で亡くなってしまいます。

②意味性認知症と③進行性非流暢性失語症

前頭側頭型認知症に分類されるもので、ピック病のような行動異常が目立つ症状ではなく、言語障害から発症します。意味性認知症と進行性非流暢性失語症といわれるものです。

●言語障害から発症する認知症の原因について

意味性認知症にしても進行性非流暢性失語症にしても、原因は異常なタンパクが沈着することによって発症します。

意味性認知症はTDP‐43といわれるタンパク質が沈着する場合が多いといわれています（138ページコラム参照）。一方、進行性非流暢性失語症に関しては、TDP‐43以外にも多種の異常タンパクが関与しています。

●意味性認知症の症状

意味性認知症は、主に側頭葉前半部に障害を来した場合に発症し、特に右利きの人の左側頭葉が障害された場合に発症します。

意味性認知症とは、固有名詞、たとえば物の名前が出てこなくなってしまう症状です。ホッチキスを示して「これは何ですか」と聞いても名前が出てきません。紙を留めるものであることは理解していますが、「ホッチキス」という物品名が出て来ないのです。

ここで「最初は『ホ』ですよ」とヒントを与えても正答が出ません。このように名詞の始めの音をヒントとして与えても答えられないことを「語頭音効果がない」といいます。ただし、会話の流暢性や文法上の間違いはないだけに、知っていて当然の簡単な名詞が出てこないことに周りの人はびっくりしてしまいます。

また漢字に関しても「玄人」を「げんじん」、「小豆」を「こまめ」、「梅雨」を「うめあめ」と読んだりすることがあります。

診察室ではことわざも質問します。皆さんがよく知っていることわざ、例えば「猿も木から落ちる」がありますが、私が「猿も木から」といったら、障害がない方は「落ちる」と特に説明しなくても答えてくれます。これに対し意味性認知症の方は「この先生は一体何を言っているのだろう?」とキョトンとしています。

また「利き手はどっちですか?」との問いに対しても「利き手」という言葉の意味がわからないので同様の反応をします。

利き手が右手である場合に、右側頭葉前半部の障害が優位であった場合には、言語症状より「相貌失認《そうぼう》」という症状を呈します。

「相貌失認」とは、人の顔がわからなくなってしまう症状です。目や鼻、口といった顔の各パーツはわかっていますが、顔としての全体像の認識ができなくなってしまうのです。また、顔から表情を読み取ることもできなくなり、その人の年齢の推測や、

脳コラム

近年注目のTDP-43

意味性認知症に関与するTDP-43と呼ばれる異常タンパクは、近年、筋萎縮性側索硬化症（ALS）に関係があるタンパクとして注目されています。

ALSは進行性に全身の筋力が麻痺を来し、最後には呼吸筋まで麻痺してしまう病気です。遺伝性に発症する場合が10％程度、非遺伝性に発症する場合が約90％といわれていますが、今まで発症原因が解明されていませんでした。

通常このTDP-43というタンパクは神経細胞内の核内に存在し、DNA合成に関与しています。ALSの患者さんでは、このタンパクが核内から細胞質へ脱出して異常に凝集し、不溶化してさらに蓄積し、その結果、神経細胞障害を来し全身の筋肉が動かなくなってしまうことが解明されました。

それを裏づけるように遺伝子検査においても、TDP-43に関係する遺伝子異常がALS患者さんで多く確認されています。

意味性認知症やALSに効果がある治療方法はいまだありませんが、発症原因の一端が解明されたことは、治療に関して今後、進歩があることが期待されます。

ひどくなると男女の区別さえわからなくなってしまいます。

これは単に知っている人の顔とその人の名前が一致しないということではありません。顔としての認識やその人の顔の表情、そして表情から推測される人の感情が認識できなくなってしまうのです。

進行性非流暢性失語症の症状

一方、進行性非流暢性失語症という症状で言語障害を発症する場合があります。

これは、言葉が出にくい、しゃべりにくいという訴えで来院します。特に失文法といって、話をする時に、前置詞や接続詞の省略や誤用が目立ち、「てにをは」の使い方が間違っているので、話をしているとおかしいことに気がつきます。

症状が進行すると日本語の習得をして間もない外国人のようなカタコトの日本語になってしまいます。また会話のスピードも遅くなり、聞き取りづらくなります。しかし意味性認知症と違って、言葉の意味や単語理解は比較的良好です。

この進行性非流暢性失語症は、左側の前頭葉と側頭葉を分けている大きな脳の溝、シルビウス裂と呼ばれる溝の周辺が主に障害を受けることで発症します。

前頭側頭型認知症の検査・治療について

●前頭側頭型認知症の検査

前頭側頭型認知症に特化した検査はありません。診断や鑑別には問診が一番重要ですが、補助診断の画像診断としては頭部MRI検査や時にはSPECT検査（脳血流検査）およびPET検査（脳代謝検査）を行います。

これらの検査で前頭葉から側頭葉にかけての血流低下や代謝の低下が認められれば診断の助けになります。

頭部MRI検査において側頭葉の先端部の萎縮が目立つ状態であれば、ピック病の可能性が高くなります。萎縮の程度がさらに進むと側頭葉の形状は鋭く尖った、ナイフの刃のような形になります（次ページ図参照）。

●前頭側頭型認知症の治療は対症療法が主体

■萎縮が進み側頭葉がナイフのようになった患者のMRI画像

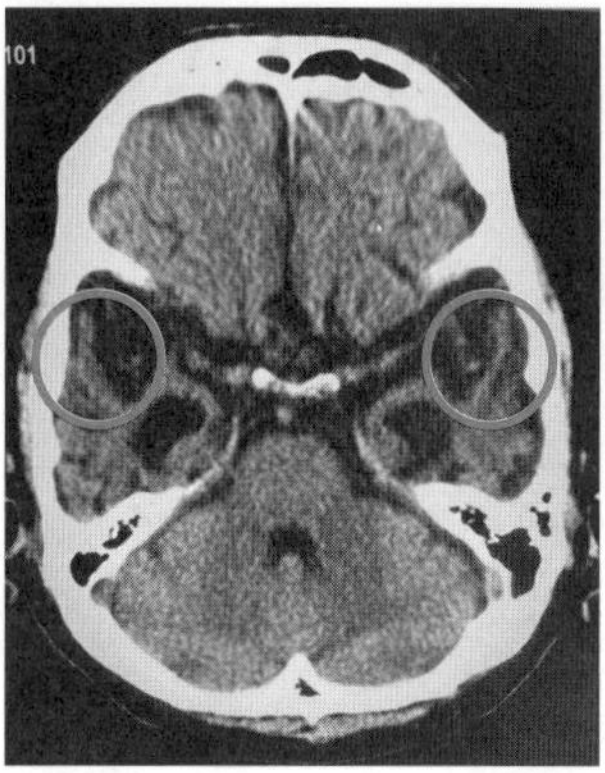

前頭側頭型認知症における薬物治療は限られています。アルツハイマー病やレビー小体型認知症で使われるドネペジル塩酸塩を中心とするアセチルコリンエステラーゼ阻害薬や、メマンチン塩酸塩のような薬は効果がありません。逆に興奮や焦燥などの症状が悪化してしまう場合があります。

根治療法がない現状から、治療は対症療法が主体です。興奮や焦燥が激しい場合には、非定型抗精神病薬を使用せざるをえない場合があります。保険適応はありませんが、選択的セロトニン再取り込み阻害薬（SSRI）という薬を処方することもあります。

このＳＳＲＩという薬は脳内の神経伝達物質であるセロトニンのシナプス間での濃度を高める効果があります。セロトニンは別名、「しあわせホルモン」と呼ばれるホルモンであり、このホルモンを高めることによって精神や感情を安定させるのです。

ＳＳＲＩはうつ病やパニック障害で処方される薬ですが、前頭側頭型認知症においても効果が期待されており、抑うつ（自発性の低下）や脱抑制（興奮）、炭水化物の過食や強迫症状において約50～60％の症例で効果があるとされています。

実際に私の外来に通院している患者さんにＳＳＲＩの内服を開始したところ、興奮や焦燥感が収まり、同時に異常行動の一部が改善しました。いつも一緒にいる奥さんからとても感謝されたのでよく覚えています。

ＳＳＲＩ以外の薬剤では、**トラゾドン**という抗うつ剤があります。この薬剤は食行動異常や興奮、焦燥や抑うつ症状に効果があるとされています。

4 脳血管性認知症とはどんな「病気」なのか

——原因、症状、治療方法

Eさんの場合（67歳・女性）

数ヶ月前から歩行が不安定で、小さな段差で左足がつまずいて転んでしまうことがよくあった。

スーパーに買い物に行っても必要なものを買い忘れたり、逆に同じものを何回も買ってしまったりする。さらに最近、料理の手順の間違えが目立ち、2つ以上のことを同時に行うことができなくなっている。

旅行に行ったことは覚えているが、泊まったホテルや何を食べたのかなど、細かいことは忘れてしまう。しかしヒントを出すと思い出すこともあった。

家族は「歳のせいでしょうがない」と諦めていたが、最近ちょっとしたことで怒ったり泣いたり感情の起伏が激しく、家族に当たり散らすことが多くなった。料理中に鍋に火をつけたことを忘れて危うく火事になりそうになり、Eさんとその家族が認知症を心配されて来院。

診察では礼節は保たれていたが、私の質問に対しては思い出そうとする努力は余り感じられず「わかりません」とすぐ答える。軽度の構語障害（話す言葉がはっきりしない）があり、神経学的検査を行うと左手足に軽度の麻痺が認められた。

長谷川式認知症スケールは22点。

日時や少し前のことを尋ねる3単語再生では減点があるものの、ヒントで正答した。

100から7を順番に引き算する項目と、知っている野菜の名前を10個答える項目で減点が目立った（この項目は特に前頭葉の障害で顕著になります）。

頭部MRI検査では、広範囲に慢性的な血流低下を示す白質病変と右側に古い脳梗塞の跡が認められた。

■白質病変のある脳梗塞のMRI画像

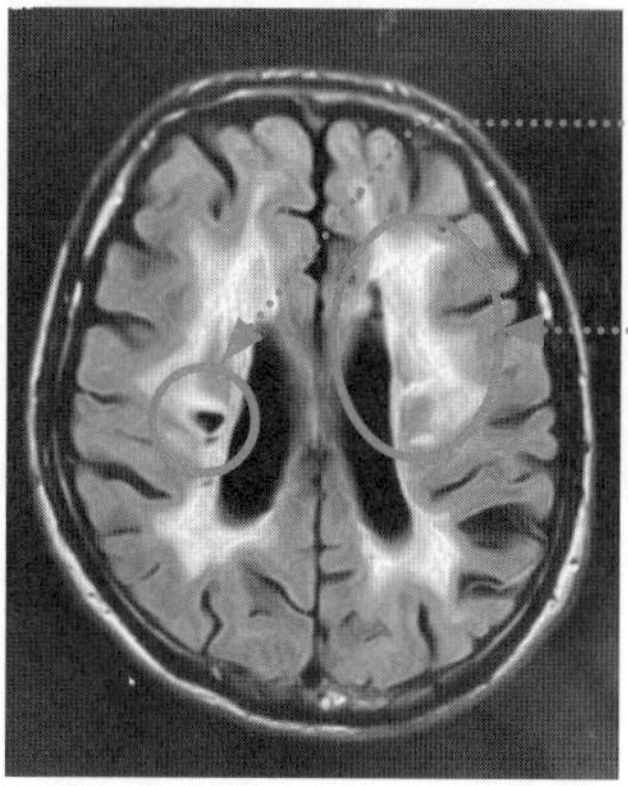

画像左右に慢性的な血流低下を示す白質病変が認められる。左側（患者右側）○部分は古い脳梗塞の跡。

脳血管性認知症は大きく分類すると脳卒中が原因で急激に認知症を発症するタイプと、小さな脳梗塞や脳血流の慢性的な不足によって時間を掛けてゆっくりと認知症を発症するタイプの2つがあります。

みなさんがよくご存知の脳卒中とは、脳梗塞や脳内出血、くも膜下出血がその大部分を占めます。これらの脳卒中が原因の認知症は、ある日突然発症する場合がほとんどです。アルツハイマー病やレビー小体型認知症が数ヶ月から数年単位でだんだんと症状が出現するのとは大きく違います。脳卒中が原因の認知症は「高次脳機能障害」ともいわれ、厳密には認知症とはいえないかもしれません。

症例のEさんは突然発症の脳卒中が原因ではなく、慢性的な脳血流不全、症状がほとんど出ないほどの小さな脳梗塞が重なり合って多発性脳梗塞を来し、徐々に認知機能が低下したものでした。

脳血管性認知症の原因

ここではEさんのようにゆっくりと認知症が進行するタイプについて説明します。緩徐《かんじょ》に発症する脳血管性認知症の原因で一番多いのが、小血管病性認知症といわれるものです。少し難しくなりますが、これは皮質下血管性認知症ともいわれており、①多発性ラクナ梗塞型認知症と②ビンスワンガー型認知症の2つがあります。

① 多発性ラクナ梗塞型認知症

多発性ラクナ梗塞とは、比較的小さな脳梗塞（直径が10㎜以下）が多発性に、脳内の発生部位と発症時期が互いに間隔を置いて発生している状態です。手足の麻痺や失語症状などがごく軽微か出ない程度の小さな脳梗塞が、本人が気づかないうちに脳内のさまざまな部位に多発し、時間的にも積み重なって、結果的に認知機能が徐々に低下していきます。

患者さん自身が気づかなくても外来で詳しく診察すると、軽度の麻痺や構語障害、そして歩行障害等の神経症状が見られる場合があります。

②ビンスワンガー型認知症

一方ビンスワンガー型認知症とは、脳の白質という部位（神経細胞線維が主に通っている部位）が広範に障害を受けて認知機能低下を来す病気です。この疾患は生活習慣病によって生じる慢性に経過する脳虚血や、加齢によって生じる血液脳関門（血液中の有害な物質が脳に侵入しないように守るバリアー機能）の機能不全によって発症します。

これらとは別に低還流性認知症といって、脳主幹血管の狭窄や頸部の動脈（総頸動脈から内頸動脈）の狭窄による慢性的な脳血流不全や、心筋梗塞や不整脈が原因の脳血流低下によって発症する認知症もあります。

また、ごく一部の脳領域の血流低下によって発症する脳血管性認知症もあり、これは戦略的部位性認知症ともいわれます。障害されるのは記憶を維持するのに必要な脳回路を構成する部位であり、特に短期記憶の中枢でもある海馬を始め、視床、角回、帯状回、脳弓、尾状核《びじょうかく》、淡蒼球《たんそうきゅう》、内包膝部《ないほうしっぷ》といわれている部位が障害されると、認知機能が低下し脳血管性認知症を発症します。

脳血管性認知症の症状

脳血管性認知症の初期では短期記憶障害はあまり目立ちませんが、遂行機能障害といって、何か目的を達成するために行う脳の総合的機能が低下する場合が多いようです。これは、前頭葉にある前頭前野と言われる部位の機能低下が主な原因です。

前頭前野はワーキングメモリーを司っている部位でもあり、左前頭前野は論理的ワーキングメモリーを、右前頭前野は空間的ワーキングメモリーを司っています。

■前頭前野の位置とその役割

●ワーキングメモリー
仕事の効率やコミュニケーション能力に関わり、情報が容量をオーバーすると機能が低下する

●認知の処理
情報が複雑、目的が不明確で重い負荷がかかってくると集中力が低下する

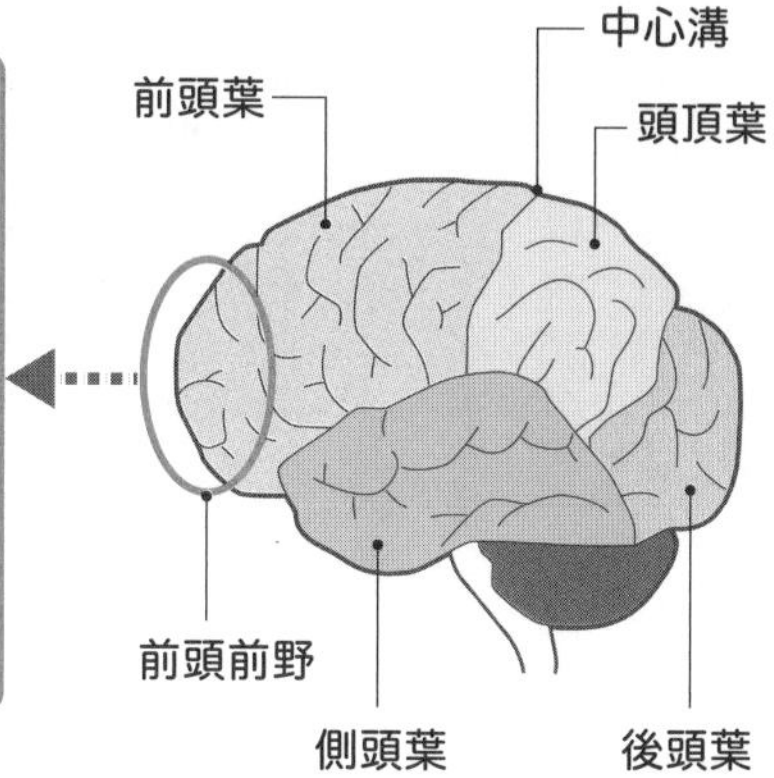

ワーキングメモリーとは、いうなれば机に様々な資料を広げて、必要な箇所を選り分け、その箇所を覚えたり、必要でない物を片付けたりしながら整理整頓する所です。

たとえば料理をするにあたって、昨日の食事内容から今日は何を作ろうかと考える。冷蔵庫内の食材から足りない物を考えて買い物に行く。スーパーで買い物をして会計を済ませ、自宅に戻って料理を作る。という一連の行動を行うのがワーキングメモリーです。

脳血管性認知症では、こうした順序立てて行う作業や、料理を手順よく行うことが難しくなります。また前頭前野（ワ

ーキングメモリー）の障害では、洗濯をしながら料理をするというような2つ以上の行為を同時に行うことが苦手になってしまいます。

また、脳血管性認知症で障害を受けやすい前頭葉の機能低下によって感情をコントロールすることが難しくなります。前頭葉は哺乳類のなかで人類が一番発達している部位です。感情や本能は脳の深い場所に位置する大脳基底核といわれる部位が司っていますが（98ページ参照）、前頭葉はこの部位に対し抑制的に働きます。そのため前頭葉が障害されると、「**感情失禁**」といって自分の感情をコントロールすることが難しくなり、ちょっとしたことで泣いたり、興奮して暴れたり、自分の感情を理性で抑えることが難しくなってしまうのです。

逆に何事にも無関心になり、いままで行なっていた運動や趣味をしなくなってしまうことがあります。ひどい場合にはうつ状態になってしまいます。自分が認知症であるとの病識がある場合が多く、そこから来る不安も感情失禁を起こしやすくしています。

これらの症状は日によって良い時と悪い時の変動があることも特徴ですが、時間とともに認知症の進行は階段状に進行します。

脳血管性認知症では、パーキンソン病症状を合併することがあります。パーキンソン病症状からの筋肉のこわばり、身体の動きの悪さは特に下半身を中心に起こり、脳梗塞から生じる手足の動きの悪さと合わさり、とても転倒しやすくなります。脳血管障害が原因のパーキンソン症状は、手の震え（振戦）はほとんどの場合、認められません。

脳血管性認知症の治療

アルツハイマー病で使われるドネペジル塩酸塩などのアセチルコリンエステラーゼ阻害薬などの抗認知症薬は、脳血管性認知症にも効果があるとの報告も一部ありますが、現時点では保険適応がなく一般的には使用されません。

したがって治療は主に脳梗塞の再発予防薬であり、脳血流を増加させる作用を有する抗血小板剤が使用されます。これは血液を凝固させる働きがある血小板の作用を阻害する薬剤です。皆さんが良く耳にされる「血液サラサラの薬」です。

よく使われている抗血小板剤は①**アスピリン製剤**、②**クロピトグレル**、③**シロスタ**

剤です。

ゾールの3剤です。世界的に古くから使われ、広く行き渡っているのはアスピリン製

　この3剤のなかで最近、認知症の治療で注目されているのが③のシロスタゾールです。この薬剤は抗血小板作用の他に血管を拡張させる作用もあり、脳血流を増加させます。また、アルツハイマー病で脳内に蓄積するアミロイドタンパクを排泄する作用もあるとされ、神経保護効果もあると報告されています。

　実際、認知症がある方でドネペジル塩酸塩のみを内服した患者さんと、ドネペジル塩酸塩とシロスタゾールを併用して内服していた患者さんを比べた結果が報告されています。軽度の認知症（軽度認知障害：ＭＣＩ）の場合だと、シロスタゾールを併用した患者さんの方が認知機能の改善効果があるという結果でした。

　シロスタゾールの主な副作用は頭痛と動悸ですが、頭痛に関しては薬剤の脳血管拡張作用に起因するものです。数週間程度の内服でこれらの副作用は軽減する場合が多いのですが、どうしても頭痛や動悸が治らず内服の継続ができない場合もあります。一般的に動脈硬化が強い人は脳血管が拡張しにくいため、副作用である頭痛は起きに

くい傾向があります。

脳梗塞や脳白質病変の原因は加齢が主な原因としてありますが、若い人でも発症する場合があり、高血圧症や高脂血症、糖尿病、そして喫煙の4つが原因として多く、これらの疾患の治療と禁煙がとても重要です。

一般に高血圧症、高脂血症、糖尿病は生活習慣病といわれるものです。食事や運動など生活習慣を整え、必要があれば投薬加療を受けましょう。

5 その他の認知症

これまでアルツハイマー病、レビー小体型認知症、前頭側頭型認知症、そして脳血管性認知症について説明してきましたが、これら以外の認知症にも触れておきましょう。

嗜銀《しぎん》顆粒《かりゅう》性《せい》認知症

この病名は皆さんあまり聞いたことがないと思います。この病気は脳内に顆粒状、一部紡錘状の異常タンパクが蓄積することによって発症する認知症です。頻度は高齢者の連続剖検で約16％といわれており、意外と多い疾患です。

この病気で蓄積する異常タンパクは、死後の病理検査で銀染色という特殊な方法を行ったことで発見されました。

この異常タンパク質は迂回回《うかいかい》といわれる、海馬の隣にある部位から蓄積が始まり、徐々に脳全体に広がっていきます。特に80歳以上の高齢者に発症しやすく、認知症の症状もゆっくり進行します。アルツハイマー病と比較すると情緒面で障害を来しやすく、焦燥感、不機嫌、易怒性《いどせい》（イライラしたり怒りっぽくなる）が前面に出てきます。一方、アルツハイマー病と違って物忘れは軽度の場合が多く、生活は自立している例が多く見受けられます。

頭部ＭＲＩ検査やＳＰＥＣＴ検査、ＰＥＴ検査にて側頭葉内側部前方の萎縮および脳血流や代謝の低下を認めますが、障害の程度に左右差が顕著であることが特徴的です。

迂回回といわれている部位は、アルツハイマー病で萎縮する海馬のすぐ隣なので、アルツハイマー病との鑑別が非常に難しい場合が多くあります。

アルツハイマー病で処方されるドネペジル塩酸塩を中心とするアセチルコリンエステラーゼ阻害薬は、この嗜銀顆粒性認知症には全く効果がありません。逆に投薬によって興奮や不機嫌、易怒性などが悪化してしまう場合が認められます。アルツハイマー病と診断され抗認知症薬の内服を開始後にこれらの症状が悪化した場合には、この嗜銀顆粒性認知症を疑う必要があります。

神経原線維変化型老年期認知症 (Primary Age Related Tauopathy; PART)

この認知症も高齢者に発症するタイプです。特に90歳以上で診断される認知症の約20％がこのタイプともいわれています。

何度も述べていますが、アルツハイマー病の脳内で認められる変化は、老人斑と神経原線維変化です。これに対し神経原線維変化型老年期認知症の患者さんは、神経原線維変化のみが認められ、老人斑がほとんど認められないのが特徴です。

この疾患において主に萎縮するのは、アルツハイマー病とほぼ同じ海馬および海馬傍回です。

やや専門的になりますが、嗜銀顆粒性認知症では側頭葉内側部の前方が萎縮するのに対して、神経原線維変化型老年期認知症では側頭葉の後半部が萎縮します。この疾患での神経原線維変化はアルツハイマー病で見られるものと基本的に同じですが、アルツハイマー病と違って大脳皮質までは広がらず側頭葉内側に限局しています。

認知症の進行も、アルツハイマー病と比較してゆっくりと進行します。記憶障害が主な症状で、情緒面では落ち着いている場合が多く、嗜銀顆粒性認知症で認められるような興奮や易怒性はあまり認めません。認知機能は低下していますが、比較的穏やかに生活されていることが多い印象です。

この疾患の原因は加齢と考えられており、つまり老化による脳萎縮からの認知症とも考えられます。

この認知症も生前診断がとても難しく、認知症の症状や画像診断でもアルツハイマー病との鑑別が非常に困難であるためアルツハイマー病と診断され、ドネペジル塩酸塩などの抗認知症薬が使用されている場合が多くあります。しかし治療効果は乏しく、薬剤に反応を示さない場合がほとんどです。

大脳辺縁系優位型老年期TDP-43脳症（LATE）

この認知症は近年に発表された新しい概念の認知症です。今までアルツハイマー病と診断されている症例のなかで、一般的なアルツハイマー病と比較して症状がとてもゆっくり進行する症例がありました。そのなかには神経原線維変化型老年期認知症や嗜銀顆粒性認知症も多く含まれていると思われていましたが、このＬＡＴＥという疾患も多く存在することがわかってきています。

今までアルツハイマー病と診断されていた症例の約30％がＬＡＴＥの可能性があるともいわれています。特に80歳以上の５人に１人はこのＬＡＴＥであると指摘をしている論文もあります。

この認知症は、前頭側頭型認知症でも触れましたが、ＴＤＰ‐43という異常タンパクが脳内、特に大脳辺縁系を中心に蓄積して発症します（１３８ページコラム参照）。80歳以上の20～50％にこのＴＤＰ‐43が脳内に蓄積しているともいわれています。

高齢者の認知症において、今まではアルツハイマー病が１番の原因と考えられていましたが、今後はこのＬＡＴＥが１番の原因となるかもしれません。つまり、80歳以上の高齢者で、今までアルツハイマー病と診断され投薬を受けていた患者さんの中に、ＬＡＴＥが多く含まれている可能性があるのです。当然、アルツハイマー病で処方される抗認知症薬は効果がありません。

しかしこの疾患も生前に診断するのは不可能で、全ての診断は死後の脳解剖によってのみ診断されています。今後の診断技術と治療薬の開発に期待しましょう。

6 手術で治すことができる認知症

認知症には、脳外科的に手術で治すことができるものがあります。代表的なものは正常圧水頭症、慢性硬膜下血種、脳腫瘍の3つです。どのような疾患なのか、そしてどのように治療されるのかなどについて解説します。

正常圧水頭症

人間の脳には脳室と呼ばれる、髄液が流れている場所（空洞）があります。髄液は無色透明で一見すると水のようです。1日で約500ccが脳室内にある脈絡叢《みゃくらくそう》というところで産生され、側脳室から第3脳室、そして第4脳室と流れ、一部は脊髄の方向に流れ、そして脳表に戻って静脈から吸収されます（78ページ参照）。

この過程においてなんらかのトラブルが起こると髄液の流れが滞り、脳室に溜まって水頭症を起こします。推定患者数は10万人中約10人ですが、疫学調査で65歳以上の約1・5％の有病率ともいわれています。

正常圧水頭症の3大症状は、①歩行障害、②認知機能低下、③尿失禁です。初めに歩行障害が出現し、その後に認知機能が低下し始め、最後に尿失禁を呈します。これらの3大症状がすべて揃っている症例は約60％程度です。

歩行障害は、運動機能の調和に問題が出る「**失調**」と、運動機能に問題がないのに歩き方がわからなくなる「**失行**」の症状が合わさった歩行をします。

歩幅が減少して小刻み歩行となりますが、一般的につま先は外側を向いています。パーキンソン病でも小刻み歩行はよく見られますが、つま先が真っ直ぐ前を向いているので違いがわかります。

具体的には両足は擦りながら、ややガニ股で足を広げて歩きます。運動障害は主に両足に出現し、両手はあまり目立ちません。

●正常圧水頭症で現れる認知症症状

正常圧水頭症で出現する認知症の症状は記憶障害もありますが、脳室が拡大することによって前頭葉の機能が低下し、それに伴い注意力や集中力の低下、無関心や思考が緩慢になる症状が出現します。また反対に興奮や異常行動を来す場合もあります。

認知症に関してはアルツハイマー病と違って短期記憶は比較的保たれる場合が多く、集中力低下や気力の低下から起こる思考能力の低下や、前頭葉の機能低下からの遂行機能障害（料理の手順がわからなくなってしまう、スーパーで買い物ができないなど）の症状が見られます。

排尿障害はトイレに間に合わない失禁で過活動性膀胱と呼ばれますが、身体がうまく動かないためにトイレに間に合わない場合もあります。

●正常圧水頭症の診断

正常圧水頭症の診断は頭部ＣＴ検査や頭部ＭＲＩ検査で行われます（次ページ参照）。検査にて脳室が大きくなっていることが確認されますが、単に大きくなっているだけでは正常圧水頭症かどうか判断できません。加齢からも自然に脳室が拡大するからです。

以前はＣＴやＭＲＩ検査で脳室の拡大とともに脳室周囲の異常信号が確認されると

■正常圧水頭症の治療経緯（頭部MRI検査）

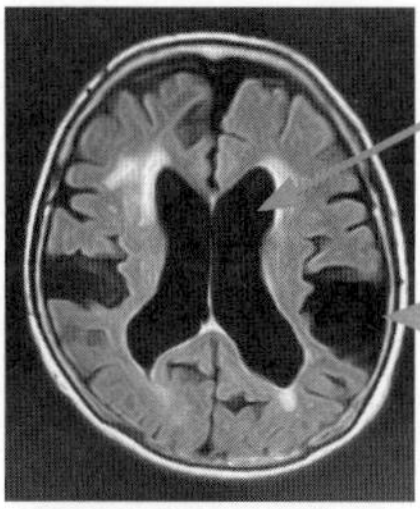
脳室の拡大
一部の脳溝の拡大

■治療前の様子①

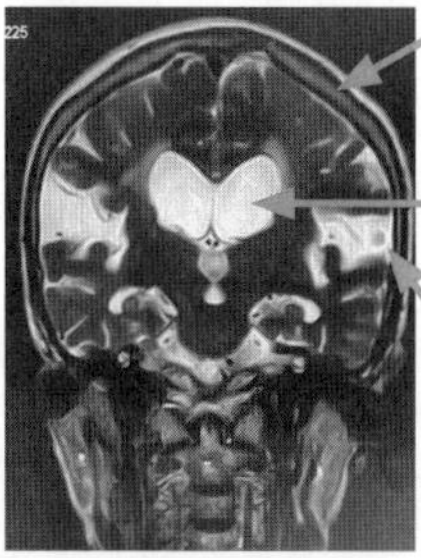
円蓋部の脳溝が潰れている（ピタッとサイン）
脳室の拡大
一部の脳溝の拡大

■治療前の様子①

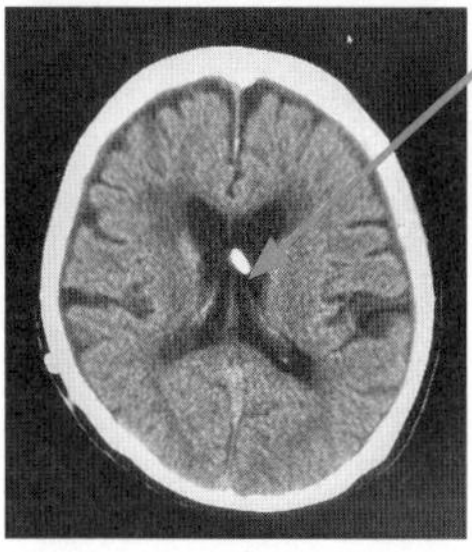
脳室腹腔シャント術後、チューブが脳室に挿入され、脳室の大きさが正常に戻っている。

正常圧水頭症に対する脳室腹腔シャント術後の頭部CT検査。
チューブの先端が脳室に挿入され髄液が排出されたことによって、脳室の大きさが正常になっている。脳溝の不自然な拡大も消失している。

■シャント術後の様子

正常圧水頭症との診断が下され手術が行われていました。ところがこれだけでは手術をしても症状が改善しない症例が多くあり、画像診断基準が見直されました。

脳が萎縮するとシルビウス裂という大きな脳溝（前頭葉と側頭葉を隔てる脳の溝）が拡大しますが、正常圧水頭症では脳の上の方（円蓋部といわれる部位）の脳溝が押されて潰れているのが特徴なのです。加齢で生じる脳萎縮からの脳室拡大であれば、脳全体が萎縮していることから、このような脳溝（脳のしわ）の形態不均衡は生じません（これを脳外科内では、円蓋部のピタッとサインと言っています）。

●正常圧水頭症の治療法

この病気の唯一の治療方法は、溜まった髄液を排除する手術（シャント術）です。脳室に溜まっている髄液をどうやって排除するのでしょうか？　それには脳室・腹腔シャント術、もしくは腰椎・腹腔シャント術と呼ばれる手術を行います。

脳室・腹腔シャントについて簡単に説明します。まず全身麻酔下に頭蓋骨に小さな穴を開けてそこから細いチューブを脳室内に挿入し、一方の端を頭から耳の後方、首からお腹までの皮下を特殊な器具を使って通し、最終的には腹腔内（お腹の中）にも

■髄液シャント術

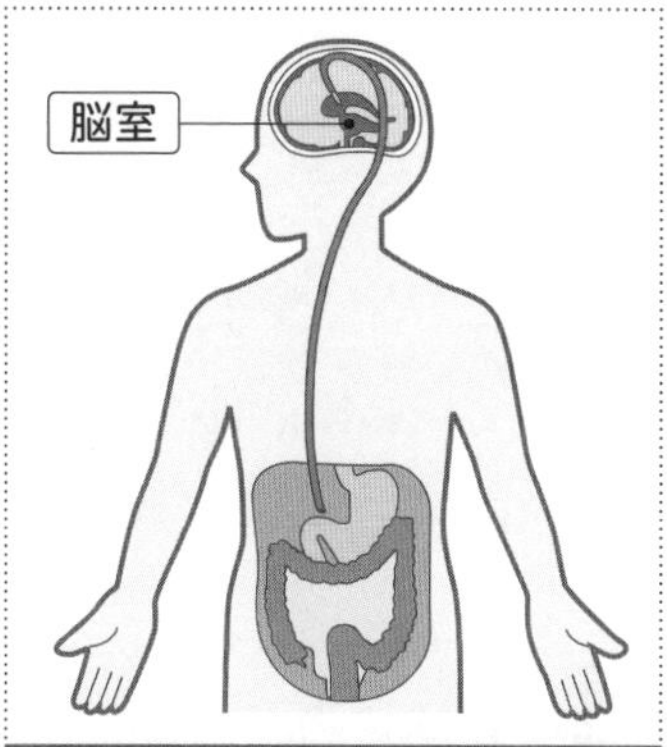

脳室・腹腔

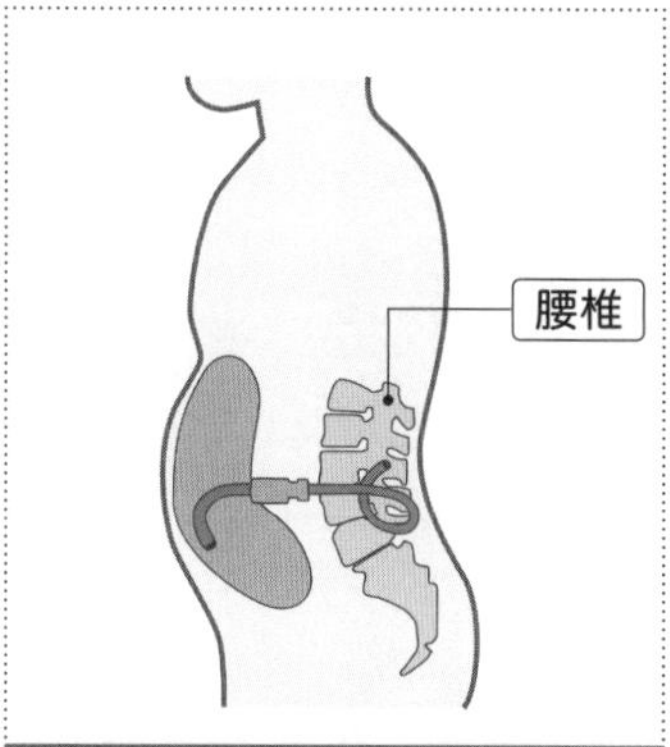

腰椎・腹腔

う一方の端を入れる手術です。このチューブの中を余分な髄液が流れ、最終的にお腹の中の腸管膜などから体内に吸収されます。

正常圧水頭症の方が全員、手術をすればよくなるわけではありません。この疾患は高齢の人に多いため、正常圧水頭症だけでなくアルツハイマー病やレビー小体型認知症、脳血管性認知症を合併している場合が多いためです。

では、手術して効果があるかどうか、術前にどう判断したらよいでしょうか。

それには、背中から針を刺して（腰椎《ようつい》穿刺《せんし》といいます）、髄液を排除する試験

（髄液排除試験）を行います。患者さんにベッドに横向きに寝てもらい、背中に局所麻酔を行った後に、その部位に少し長い針を刺して腰椎の間から髄液を排除します。髄液を抜いた後に、歩いてもらったり認知機能を検査したりして改善しているかどうかを評価します。この検査で症状が改善するようであれば、手術を行った方が良いでしょう。

髄液排除試験は外来でも行うこともできますが、正確な診断を行うためには短期入院をする場合が一般的です。手術を行う場合にはその手術時間は全身麻酔で2～3時間程度です。

慢性硬膜下血腫

これはとても多い病気です。私は脳外科の外来を日々行っていますが、1ヶ月の間に1人以上の患者さんを診断します。

この病気は頭部打撲が誘因になることが多いのですが、打撲してから症状が出るまで数週間からときには数ヶ月も掛かることがあります。軽い打撲がきっかけになるの

■慢性硬膜下血腫画像

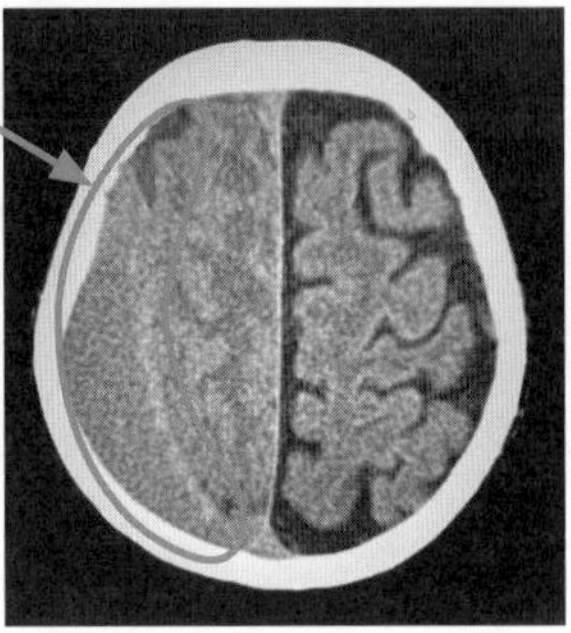

画像左側（患者右側）の脳の半分ほどを占めているのが血種の部分。脳が圧迫され、シワがつぶれている。

で、患者さん本人もすっかり忘れてしまっている場合も多いのです。

またアルコールを飲む人に多く発症する傾向があり、酔っ払って帰る途中で転んで頭をぶつけてしまった場合には覚えていないかもしれません。

この病気は脳を覆っている硬い膜（硬膜）と脳との間に血液が溜まって脳を圧迫するために起こります。その結果、頭痛がしたり手足に麻痺が出たり、さらに認知症のような症状を呈します。

●慢性硬膜下血腫で現れる認知症症状

手足に麻痺が出たり頭痛が酷かったり

すると慢性硬膜下血腫を疑い、緊急で画像検査を行います。ただ麻痺があまり目立たず、認知症の症状だけが前面に出てくる場合も多く、注意が必要です。

特に頭の中の右側も左側も両方に血腫が徐々に溜まった場合には手足の麻痺がはっきりせず、「最近、年のせいで足腰が弱ってボケちゃったのよ」などと勘違いされていることもあります。

比較的早い経過で認知症が出現し、進行する場合には慢性硬膜下血腫の可能性があり、頭部の画像診断を早急に行う必要があります。

●慢性硬膜下血腫の発生原因

なぜ打撲してから症状がでるまでに数週間から時には数ヶ月という時間が掛かるのでしょうか。その理由はこの病気の原因が頭部打撲などの頭部への衝撃によって、脳の表面から出ている橋静脈という細い静脈から出血するのが原因だからです。静脈からの小出血を繰り返すことによって徐々に大きくなっていくのです。

●慢性硬膜下血腫の治療について

私が脳神経外科に入局して初めて行なった手術がこの慢性硬膜下血腫に対する穿頭血腫洗浄術です。手術は、一般的には局所麻酔と静脈麻酔で1時間程度で終了します。頭皮に5センチくらいの切開をして、頭蓋骨にドリルで親指の爪くらいの大きさの穴を開けます。骨の下にはすぐに硬膜があるので、これをメスで切開すると中から勢いよく血腫が流れ出してきます。この穴に細いチューブを入れて中を生理食塩水でよく洗浄し、チューブを残したまま皮膚を縫合して手術を終了します。このチューブは、大抵の場合は翌日に抜去します。

入院期間はだいたい1週間程度です。大多数の人は1回の手術で治りますが、残念ながら再発してしまう人もいます。再発率はおよそ20％くらいでしょうか。再発したらまた手術します。しかし特別な事情がない限り、3回以上手術する人は稀です。

一方、貯留している血腫が少ない場合には手術ではなく内服薬で治ることがあります。最近よく処方されているのは**五苓散**《ごれいさん》という漢方薬です。

五苓散は体内の余分な水分を体外に排出する効果があるとされ、片頭痛の治療薬としても処方されています。慢性硬膜下血腫を減少させる効果がありますが、作用する正確なしくみは不明です。

しかし五苓散で治る場合は溜まっている血腫量が少ない場合です。ある程度血腫が溜まってしまった状態ですと、やはり手術をしないと治りません。

脳腫瘍

脳腫瘍といっても良性から悪性まで幅広くありますが、認知症を主訴として比較的多く外来で見かけるのが髄膜腫といわれるものです。

髄膜腫は脳を覆っている硬い膜（硬膜）から発生しますが、一般的には良性腫瘍です。そのため非常にゆっくり時間をかけて徐々に大きくなるため、認知症の症状が現れる時にはびっくりするくらいに大きくなっています。

●脳腫瘍で現れる認知症症状と治療

髄膜腫などの脳腫瘍が大きくなると、腫瘍が直接、脳を圧迫し認知機能の低下を来します。特に脳腫瘍がある場所が前頭葉である場合には性格変化や異常行動で発症し、一見するとアルツハイマー病などの症状ととても酷似しています。

■髄膜腫瘍画像

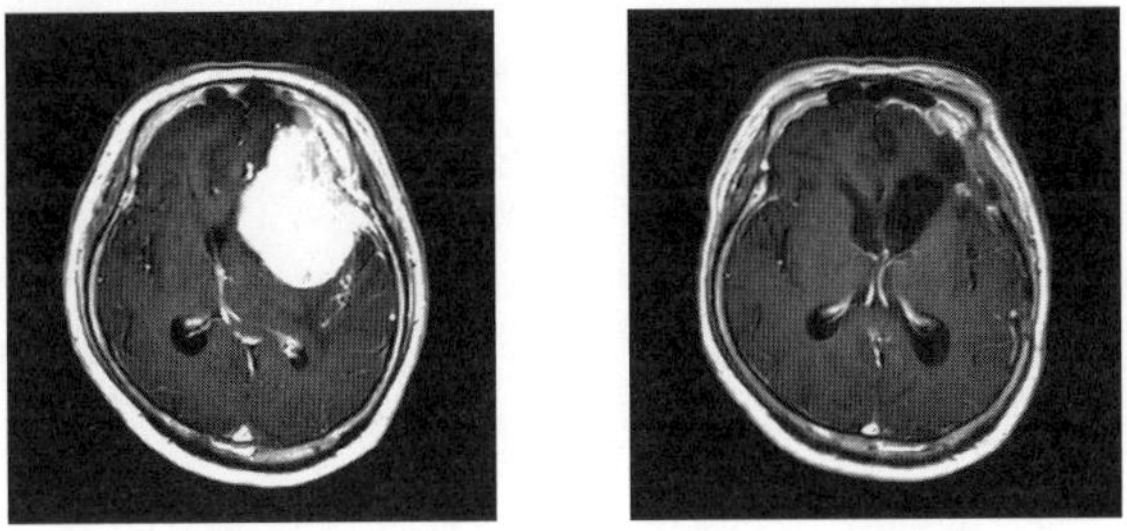

手術前　手術後

手術前の画像で右上部分の白い箇所が腫瘍。腫瘍はゆっくり時間をかけて大きくなる。脳が圧迫され認知機能の低下を来す。

前頭葉障害が主な場合には手足の麻痺もはっきりしないため、頭部CT検査やMRI検査が行われないケースもあり、発見が遅れてしまうケースもあります。

過去に、頭部の画像検査が行なわれずに精神病との診断で精神科病院に長期間入院している人もいました。さすがに現在ではないと思われますが、症状が出ているような髄膜腫の方は一刻も早く手術で摘出するのがよいでしょう。

長期にわたって放っておくと、手術しても脳機能・認知症が改善しない場合があるからです。

第3章

認知症と
似た症状が現れる病気

これまで述べてきた疾患以外にも、認知症の症状が現れる病気があります。例えば、甲状腺機能低下症、ビタミンB_{12}欠乏症などの内科的疾患、他にもアルコールの過剰摂取、うつ病、てんかんなどが原因で引き起こされることもあります。これらの病気から起こる認知症は、原因となっている疾患を治療することで治る場合があります。

その他にも、90年代後半に世界的なニュースになった狂牛病（牛海綿状脳症）をはじめとするプリオン病や、多くの薬を飲むことで引き起こされる薬剤性せん妄などの意識障害も認知症と似た症状を呈します。

ここでは、これらの認知症と似た症状を引き起こす病気について説明します。

1 認知症症状が現れる内科的疾患

甲状腺機能低下症

この疾患は有名ですのでご存知の方も多いかと思います。甲状腺は首の前面、ちょうど喉仏のすぐ下あたりにあります。身体の新陳代謝を調整しており、甲状腺ホルモンを分泌して身体活動に大きく関与する臓器です。甲状腺ホルモンの分泌が低下すると、顔面や手足が浮腫《むく》んだり、体温低下、皮膚の乾燥症状、抜け毛、そして心臓の脈が遅くなる徐脈などの症状が出現するとともに、認知症症状も出現する場合があります。

●甲状腺機能低下症で現れる認知症症状とその診断

身体の活動性が低下し、なんとなくボーッとしている、気力が出ない、集中力の低下、そしてうつ症状などがあり、これらの症状に伴って認知症症状が出現します。

この病気は皆さんが思われている以上に多い病気です。**特に若年者で集中力が低下し、物忘れが気になる場合には甲状腺機能を調べる必要**があります。

診断は、血液検査で甲状腺ホルモンを直接測定します。

●治療

甲状腺機能低下症で現れる認知症は治すことができます。足りない甲状腺ホルモンを内服にて補ってあげると症状は改善します。

しかし、この病気は採血をしないと正確な診断ができません。一般診療では見落とされる可能性もあるので、認知症以外の症状がないか確認が必要です。というのも、甲状腺機能低下症の患者さんにそれと気づかずにアルツハイマー病の治療に使われるアセチルコリンセエテラーゼ阻害薬を使用すると、高度の徐脈（脈が異常に遅くなること）を引き起こす場合があり、その結果、失神や心停止を起こすことがあるのです。

ビタミンB12欠乏症

ビタミンB12欠乏症も見逃してはいけない疾患です。ビタミンB12は手術で胃を全摘してしまった方、アルコールの摂取過剰、食生活の過度の偏り（菜食主義者など）で欠乏しやすいビタミンです。また一部の胃薬や糖尿病の内服薬でも低下します。

●ビタミンB12は神経細胞を正常に保つ

ビタミンB12は、私たちの身体の中で主に赤血球を作ることと神経細胞を正常に保つ働きに不可欠なものです。不足すると貧血を起こす以外に、末梢神経を障害して手足の痺れの原因となります。また脊髄や末梢神経だけではなく、脳神経細胞まで傷害され、その結果、認知症症状を呈します。

●胃の手術後はビタミンB12欠乏症になりやすい

ビタミンB12は赤血球の生成に関与しているため、血液検査で貧血があると、ビタミンB_{12}の低下が疑われることがあります。一方で貧血が目立たない場合もあり、貧血の有無だけでビタミンB_{12}欠乏症を判断するのは危険です。

ビタミンB_{12}は採血で直接測定することができるので、認知症の症状がある場合には必ず測定しておかなくてはいけません。一般的には測定結果が200pg／ml（ピコグラム毎ミリリットル）台であれば補充が必要です。

ビタミンB_{12}は、胃壁から分泌される内因子という物質と結合して小腸から吸収されます。そこで胃を全摘してしまった方は内因子が分泌されないため、ビタミンB_{12}の吸収障害が起こります。

胃がんなどで胃を全摘出している方は術後から徐々にビタミンB_{12}が低下していきますが、体内に貯蔵されているビタミンB_{12}の総量はかなり多いので、欠乏症を来すまでに約4～5年ほどの年月がかかります。

がん治療自体はおおむね術後5年くらい経過すると完治となり、医療機関を受診しなくなってしまう場合があると思います。しかし、ビタミンB_{12}は無治療であれば欠乏症を起こします。採血でビタミンB_{12}を定期的に測定し、不足していないか確認することが必要です。

ビタミンB_{12}が低下していた場合には、経口もしくは注射での補充治療を行います。

ビタミンB_{12}欠乏症が引き起こす亜急性連合性脊髄変性症

ビタミンB_{12}欠乏症では貧血や認知症、末梢神経障害以外に有名な病気があります。亜急性連合性脊髄変性症という病気です。あまり耳にしたことのない病名と思いますが、医師の間では有名で、医師国家試験では毎年必ず出題される疾患です。

この病気は、ビタミンB_{12}の欠乏によって脊髄の側索という部位と、後索という部位が徐々に障害され発症します。側索には手足を動かす運動神経が走っており、後索には手足の関節の位置（位置覚）や振動しているのを認識する神経（振動覚）が走っています。

側索が障害されることによって手足の動きが悪くなり、歩行障害とともに転倒しやすくなります。また、後索（位置覚）の障害によって自分の手足の今ある場所が、目をつぶってしまうとわからなくなってしまうのです。

位置覚の障害によって目で見て確認しないと自分の手足の場所が正確にわからなくなってしまうので、例えば洗顔で目をつぶったときや暗い場所では自分の手足や身体の正確な位置がわからなくなってしまい、その結果、ふらつきが強くなり、ひどい場合には転倒してしまいます。ただし、脊髄が障害され、これらの症状を来すまで悪化してしまう患者さんはごく稀です。

●偏りのない食生活のすすめ

偏った食生活でもビタミンB_{12}は低下するので、日頃の食生活に注意が必要です。ビタミンB_{12}は特に牛肉や豚肉、鶏肉に含まれており、内臓では肝臓（レバー）に多く含まれます。海の食品では、牡蠣やサンマ、サバに多く含まれています。

一般的には肉や魚を普通に食べていれば不足することはありませんが、ベジタリアンやジャンクフードを食べることが多い人、お菓子で食事を済ませてしまう人など偏食がひどい場合に欠乏します。

私の外来でも比較的若い患者さんでビタミンB_{12}が低下した人がいます。原因は毎日、毎食ほぼカップラーメンばかり食べていたという重度の偏食でした。まずはバランスの良い食生活を心掛けて下さい。

また、気をつけなければいけないのが一部の薬剤です。一般的に医療機関で処方されることが多い胃薬、なかでも**プロトンポンプインヒビター**といわれる部類の胃薬の長期内服で低下することがわかっています。この薬剤は逆流性食道炎でよく処方され、また長期に内服することが多いので気をつけましょう。

また**メトホルミン**という糖尿病治療の代表的な薬剤があります。これも長期の内服でビタミンB_{12}が低下する場合があります。糖尿病自体の合併症でも末梢神経障害を来し手足のしびれが出現しますが、ビタミンB_{12}の低下からのしびれを合併している場合もあります。糖尿病も長期に内服治療が必要な疾患です。これらの薬を内服中の方は注意してください。

アルコールの過剰摂取が引き起こす認知機能低下

アルコールの過剰・長期摂取によっても認知症は引き起こされます。アルコールは脳神経細胞に直接的に悪影響を引き起こすのです。

アルコールの摂取量と脳萎縮の関係は正の相関があり、飲酒量が多ければ多いほど脳萎縮が進行します。

以前は適量であれば、認知機能低下に関して問題ないといわれていました。しかし最近の研究では、たとえ少量の摂取でも全く飲酒をしない人と比較すると、認知機能低下を来す人の頻度が多いとの報告があります。今まで適量のアルコールは身体によく、認知症にはならないと信じていた私を含むお酒好きな人にはショックな話です。

一方、赤ワインに含まれているポリフェノールには抗酸化作用があり、認知症予防に効果があるとされています。ここで注意が必要なのは赤ワインのアルコールが良いわけではなく、赤ワインの中のポリフェノールが良いということです。赤ワインだから認知症に良いとは、一概に言えないのです。

ポリフェノールの抗認知症効果

しかしながらアルコールの認知機能に対する功罪は、まだはっきりしていないところもあります。

一般的に認知機能改善に良いとされているポリフェノールは、ブドウの皮や種に多く含まれており、それらが入っていない白ワインよりも赤ワインの方が認知症予防には良いとされています。しかし全ての人に良い効果があるわけではなく、赤ワインを適量といわれているワイングラス2杯を毎日摂取した場合、男性は認知症発症率が低下した人が多かったのですが、女性は逆に上がってしまったという報告もあります。

一般的に女性の方がアルコールに対して男性より弱いため、アルコールの悪い部分がポリフェノールの良い部分を上回ってしまった可能性があります。

ポリフェノールを摂取しようとして赤ワインを過剰に飲むと、アルコールによる作用によって認知機能が悪化します。赤ワインが良いといっても、認知症予防に積極的に勧めているわけではありません。

●アルコールが脳神経細胞に与える悪影響

アルコールはそれ自体が神経細胞に悪影響をもたらし、長期の飲酒で認知機能が低下します。では、摂取されたアルコールは体内でどのように吸収され代謝されるのでしょうか。

アルコールは口から摂取されると胃で30％が吸収され、残りの70％が小腸で吸収されます。

胃や小腸から吸収されたアルコールは血中に入り脳を含む全身に行き渡ります。アルコールはそれ自体が神経細胞に悪影響を与えますが、体内で分解される過程で発生する物質も神経細胞に悪影響を及ぼします。

血液中のアルコールは主に肝臓で代謝され、アセトアルデヒドという物質に変化します。このアセトアルデヒドが特に有害な物質であり、神経細胞のみならず全身に悪影響を及ぼします。

たとえば血液中のアセトアルデヒドがある一定の濃度以上になると、動脈が拡張して顔面が紅潮し、心臓がドキドキして、吐き気・嘔吐が出現します。その後アセトアルデヒドは、これを分解する酵素（アルデヒド脱水素酵素）により酢酸になり、最終的に二酸化炭素と水に分解され、尿や呼気から体外へ排出されます。

このアルコールの代謝過程には個人差がありますが、一般的に男性より女性の方が弱い傾向があり、**長年に及ぶ飲酒は男性より女性に認知症の発症リスクを高める**傾向があります。

●ウェルニッケ脳症（ビタミンB_1欠乏症）

アルコールが原因の認知症は長期の飲酒によるアルコール自体が原因のものが多い

のですが、それとは別にアルコールの長期摂取によるビタミン不足、特に**ビタミンB1不足が引き起こす認知症**もあります。アルコールとビタミンB1にどういう関係があるかというと、体内に摂取されたアルコールを分解するのにビタミンB1が使われるためです。アルコールを飲めば飲むほどビタミンB1が消費されてしまうのです。

ビタミンB1不足が引き起こすのがウェルニッケ脳症といわれる病気です。アルコールの長期・多量摂取が最大の原因とされていますが、偏食や胃および小腸疾患、妊娠中や悪性腫瘍、抗がん剤治療中でも起こります。

●認知症と間違えやすいウェルニッケ脳症

ウェルニッケ脳症には3大症状があります。①意識障害、②眼球運動障害、③失調性歩行です。これら3つの症状がすべて出現する症例はごく一部であり、その場合はかなりの重症です。

実際には意識障害は軽度な場合もあり、認知症として見逃されてしまう場合もあります。意欲の低下、物事に対する関心の低下などの、一見するとうつ病のような症状を呈する場合もあります。

眼球症状に関しては、物が二重に見える複視症状もあれば、瞳孔不同（左右の瞳の大きさが異なる）、縮瞳《しゅくどう》（瞳孔が小さくなる）など多岐にわたります。

歩行障害も軽度のふらつきから、まったく歩けずに起立できない場合まで、その程度に幅があります。

ウェルニッケ脳症は急性発症する場合が多いのですが、比較的ゆっくりと発症することもあり、その場合は診断が難しくなります。

アルコールを多く飲む方で認知症症状が出現した場合は、血液中の各種ビタミン、特にビタミンB1も測定する必要があります。測定の結果、低下している場合には点滴で補う必要があります。

ウェルニッケ脳症は頭部ＭＲＩ検査で異常所見を示す場合があり、中脳水道という中脳にある髄液が通る穴の周囲や両側乳頭体および両側第三脳室と視床に異常所見が現れることがあります。特に乳頭体は前述したとおり脳内における記憶の神経回路の一部を形成しており（64ページ参照）、その障害によって認知症が発症します。

●ウェルニッケ脳症の原因と治療

ウェルニッケ脳症の主な原因はビタミンB_1の欠乏です。ビタミンB_1は細胞のエネルギー代謝を担っており、その欠乏によって神経細胞の機能低下を来します。ビタミンB_1の体内貯蔵量はビタミン類の中で最も少ないといわれており、また過剰分はすべて尿から排出されてしまいます。

ウェルニッケ脳症は早めの治療で回復する可能性があります。治療は不足しているビタミンB_1を点滴で投与します。しかし治療が遅れてしまうと元に戻ることはなく、永続的な記憶障害が残ってしまいます。この状態はコルサコフ症候群と呼ばれます。

●コルサコフ症候群

コルサコフ症候群になってしまうと、特に少し前の記憶（即時記憶）が著しく傷害された状態になり、それを補うため、つじつまが合うように自分で作り話をします（作話）。会話能力は保たれているので少し話をしただけではわからないこともありますが、一緒にいる家族は会話内容がおかしいことに気づきます。この状態になってしまうと、いくら点滴でビタミンB_1を補っても元に戻りません。

■ビタミンB_1不足は膝蓋腱反射で調べられる

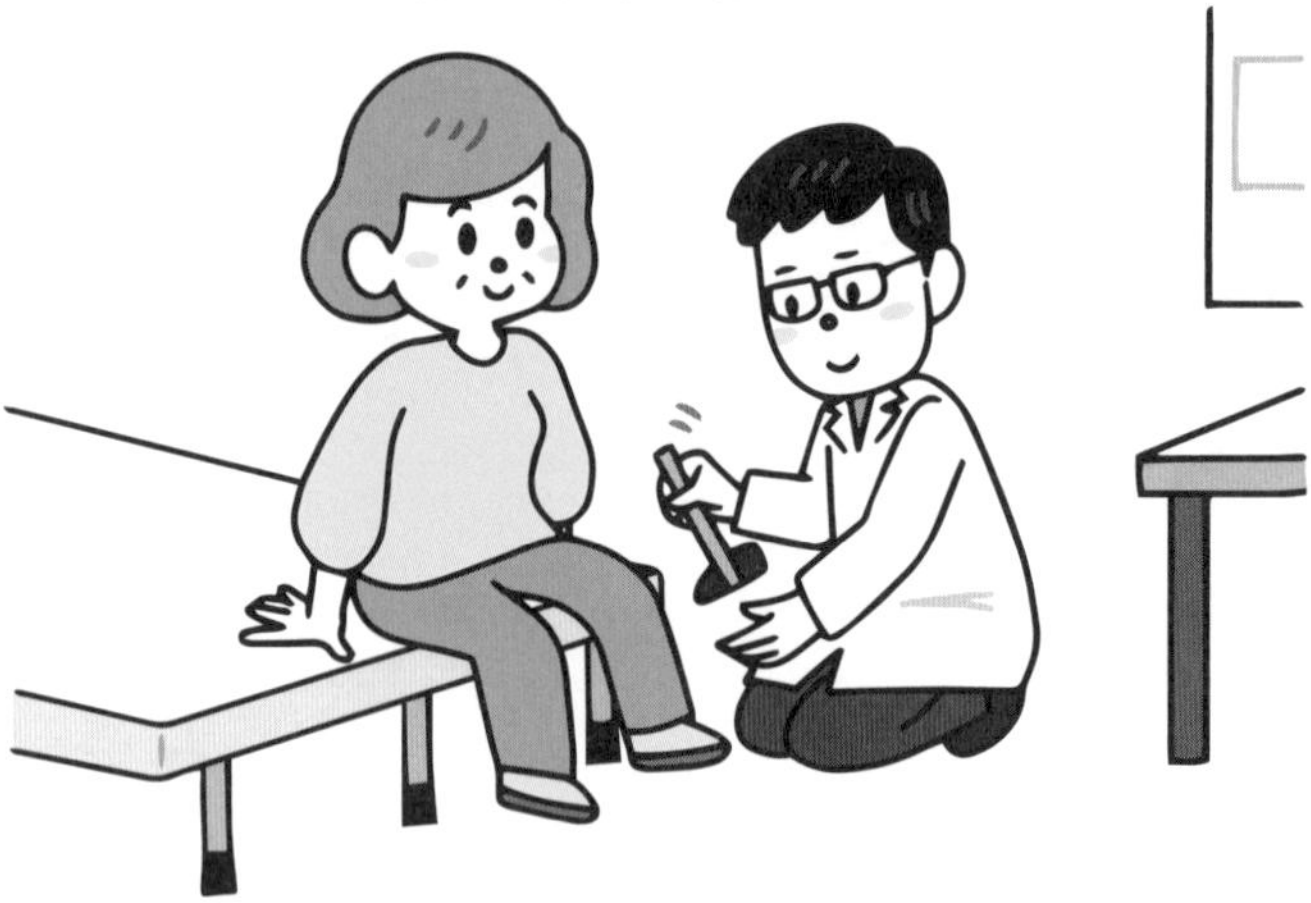

このコルサコフ症候群ですが、以前はビタミンB_1欠乏からウェルニッケ脳症を呈し、その治療の遅れからコルサコフ症状群を呈すると考えられていましたが、最近はウェルニッケ脳症を発症せずにコルサコフ症候群を呈することがあることがわかってきました。やはり、アルコールの飲み過ぎには注意が必要です。

少し余談になりますが、ビタミンB_1の欠乏は脚気の原因にもなります。脚気という病名は聞いたことがあっても、その症状となると知らない人も多いと思います。脚気の主な症状は末梢神経障害と心不全です。末梢神経障害は膝下の膝蓋骨《しつがいこつ》の腱が着いている場所を叩くと、足が勝手に上がる現象で調べることができます。これは膝蓋腱反射《しつがいけんはんしゃ》といいます。

膝蓋腱反射がきちんと出ている場合は、下肢の末梢神経は問題ないということです。アルコールをよく飲まれる方はご自身でもできる検査ですので、是非やってみてください。

うつ病

うつ病も認知症の症状を呈する重要な疾患です。
ストレスが蔓延している現代社会において、うつ病は一般的な病気となっています。厚生労働省の発表によると、12ヶ月有病率（過去12ヶ月間にうつ病と診断された割合）は全人口の2・2%、生涯有病率はなんと6・5%となり、過去にうつ病を経験したことがある人は全人口の約15人に1人、過去12ヶ月以内にうつ病を経験した人は50人に1人だそうです。とても多くの方がうつ病で苦しんでいるのがわかります。

性差では、男性より女性に多く、約2倍の発症率となっています。うつ病が女性に多いのは世界的傾向のようです。

うつ病の症状は認知症の症状と似ています。

周囲の人がうつ病を疑うサインとしては以下のものが挙げられます。

①表情が暗く元気がない
②体調不良の訴えが多い（身体の痛みや倦怠感等）
③仕事や家事での能率や作業効率の低下やミスが目立つ
④周囲との交流を避ける傾向がある
⑤遅刻や早退、欠勤や欠席が増える
⑥今までやっていた趣味やスポーツをしなくなる
⑦外出が減る
⑧飲酒が増える

●うつ病とアルツハイマー病・レビー小体型認知症

うつ病は認知症の原因として重要です。

うつ病の診断は主に問診で行いますが、認知機能低下はアルツハイマー病と比較すると、質問に対して答える意欲・考える意欲が低下している印象を受けます。医学的には「考え不精」と称する状態を示すことが多いようです。表情が暗く、質問に対してすぐに「わかりません」「知りません」と無表情に答えます。

一方、アルツハイマー病ではこちらの質問に対して一生懸命に答えようとする姿勢や、思い出せない場合には笑ってごまかす、一緒に来院した家族の方を向いて助けを求める行動（振り返り現象）が認められます。

うつ病はその後にレビー小体型認知症を発症することがあり、幻視や妄想、大きな声での寝言、レム睡眠行動異常といった症状の発生には注意を払う必要があります。

うつ病治療

うつ病の一般的な治療は、カウンセリングや必要に応じて薬物療法を行います。ただし、高齢者への抗うつ薬などの薬物療法は、一般量よりもごく少量から始めることが重要です。若年層の治療においては効果が出るまで増量していく場合が多いのですが、高齢者では少量の薬剤でも効果が予想以上に出てしまい、副作用が前面に出てしまうこともあるためです。

またレビー小体型認知症に合併したうつ病の場合には、極少量の薬でも多大な副作用を生じる薬剤感受性亢進という現象が見られることがあり、特別な注意が必要です。うつ病では不眠を訴える方が多くいます。睡眠薬を処方する場合には、一昔前まではベンゾジアゼピン系の効果が強い薬剤が使われていましたが、長期服用での依存症が問題になっています。また長期服用で、認知症になりやすいのではないかとの指摘もあり、最近では使用頻度が低下しています。

現在はよりマイルドに効き、依存症や認知症になりにくい新しい睡眠薬が開発され処方できるようになっています。睡眠障害の程度によってはこちらを服用する方が良いでしょう。

てんかん（特に高齢者てんかん）

てんかんというと皆さんは若い人の病気と考えがちと思います。

てんかんの典型的な症状は、突然倒れて（意識消失）、手足をバタバタと動かし

(痙攣《けいれん》)、口から泡を吹いて目を見開き、場合によっては尿失禁を来します。そしてこの一連のけいれん発作が終わった後はいびきをかいて寝てしまい、その後徐々に意識が回復する。このようなけいれん発作をある程度の期間をおいて2回以上起こすと、多くの場合、てんかんと診断されます。

また若年者以外でも脳外科の手術を受けたとか、交通事故による脳挫傷があるなど、脳に損傷がある場合には、てんかんを起こしやすくなります。

しかし、てんかんといってもけいれん発作を起こさないものもあり、実はその症状も多種多様なのです。

●高齢者てんかん

若年者、特に26歳以下で初発するてんかんは、ほとんどが全般性発作といって、本人に発作の前兆がなく、突然の意識消失から全身けいれん発作を来すことが多いようです。しかしいま医師の間で徐々に認知されてきているのが高齢者に発症し、認知症症状を呈するてんかん(高齢者てんかん)です。高齢者てんかんとはその名の通り高齢な方、おおむね60歳以上に初発することの多いてんかんのことをいいます。

ある統計では、60歳以降のてんかんの有病率は1・5％程度といわれており、加齢とともに増加します。想像以上に身近な病気であることがお分かりいただけると思います。

この高齢者てんかんが、今まで、皆さんもそして医師の間でさえあまり認知されていなかった理由は、その診断が難しいところにあります。

高齢者てんかんは意識レベルが低下する「意識減損発作」と呼ばれる発作がほとんどです。この発作が起こると、意識がある状態と完全になくなってしまう状態の間の、ボーッとしている状態、他人から見ると寝ぼけているように見える状態になります。意識レベル（覚醒レベル）は低くなりますが、転倒することは稀で、またけいれん発作も起こしません。発作時間は数秒から数十秒のことが多いのですが、まれに数日続くこともあります。

●高齢者てんかんの意識減損発作

高齢者てんかんは、記憶の中枢である海馬を中心とした側頭葉の内側部が、加齢などが原因で障害されるために発症します。

海馬はアルツハイマー病で障害される部位でもあるため、高齢者てんかんが認知症と誤診される場合があります。

高齢者てんかんでは、意識がはっきりした状態ではなく、また完全に失っていない中途半端な状態です。これを医学的には「意識減損状態」といいます。周りの声はなんとなく聴こえている場合やそれに対して曖昧な受け応えをすることもありますが、本人は全く覚えていません。

この発作が起こる前には前兆がある場合があり、しかもその前兆を本人が覚えていることがあります。突然、変な匂いを感じたり、お腹から込み上げてくるような不快な感じがしたりします。今まで何度も見たことがある物や風景を初めて見るように感じたり、その逆に初めての物や風景を今まで見たことがあると錯覚したりします。

これらの前兆に引き続いて意識減損発作を来します。発作中の患者さんをよく観察すると、特徴的な症状が見られる場合があります。いままで行っていた動作が突然停止するのです。そしてよく観察すると、一点を凝視して身体は固まったように動かなくなっていますが、手をモゾモゾと動かしていたり、口をモグモグとガムを噛んでいるかのような動きをしたりします。

また、この発作が歩いている時に起きた場合には無意味に歩行を続けるなど、発作直前に行っていた作業や動作を継続し、繰り返し行う場合もあります。当然、発作が運転中に起きると大変危険です。交通事故を防ぐ観点からも早期に診断が必要になります。

この発作は数秒から長くても数分間のことが多いのですが、まれに数日間にも及ぶこともあります。発作がほんの一瞬であった場合には注意して見ていないとわかりませんが、1日に何回も起こす場合には一緒に暮らす家族が気づく場合があります。

食事中などに患者さんの動作が突然止まったり、呼びかけても反応しないことがあったりすると「なんとなくふだんと様子が違う」と気づきます。しかし、本人は全く気づいていないことが多く、家族が「大丈夫? 様子がおかしかったよ」と指摘しても、そんなことはないと否定する場合ほとんどです。

一瞬のことですぐに治ってしまい患者さん本人も否定するので、家族も「気のせいか」とやりすごしてしまい、医療機関の受診が遅れてしまう場合が多いようです。もしこのような症状に気がついたら是非、高齢者てんかんを思い出して下さい。

認知症と間違いやすい、てんかんのもうろう状態

この発作の後はすぐに元に戻ってしまう方が多いのですが、発作後のもうろう状態がしばらく続く場合もあります。これは数分のこともあれば時によっては数日間続くこともあります。

もうろう状態が続く間は認知症と間違えるような症状を来しますので、認知症と誤って診断されてしまう場合があります。しかし患者さんや家族の話をよく聞くと、症状に変動があることから、高齢者てんかんと気づく場合があります。記憶などがはっきりしている時とボーッとしている時との差がはっきりしているのです。症状を注意して観察することが重要です。

高齢者てんかんの検査と治療

検査は脳波検査を行います。頭皮に脳から出る電位を拾う電極を置いて測定します。痛くも痒くもない検査です。

この検査でてんかん波（発作波）があれば高齢者てんかんとの診断をつけることが

できますが、たとえ発作波が認められなくても、先に述べた典型的な症状があれば高齢者てんかんと診断します。

てんかん診断の基本は問診が一番であり、脳波検査は補助的な位置づけとなります。治療は抗てんかん薬を処方します。昔からある**カルバマゼピン**という薬が少量でもよく効きます。しかしカルバマゼピンは副作用に注意が必要です。内服当初はやや眠気が出ることがあるため、少量から開始します。また副作用として皮膚症状が出やすいため、皮膚のかゆみや発疹が出た場合はすぐに内服を中止しなくてはなりません。

カルバマゼピン以外にも最近では新しい種類の抗てんかん薬が処方可能です。高齢者てんかんは内服で良くコントロールできますが、いったん中止するとすぐに再発しますので、継続することが重要です。

2 感染症（プリオン病）による認知症の発症

感染症でも認知症を呈する場合があります。昔から知られているのは、梅毒やＨＩＶ（ヒト免疫不全ウイルス）感染症、各種脳炎などがあります。

ここで紹介するのは、２０００年代初頭に世間を騒がせた狂牛病（ＢＳＥ：Bovine Spongiform Encephalopathy）に関連した病気です。プリオン病といわれるものです。プリオンタンパクという異常タンパクが原因で発症する病気です。

ヒツジやヤギがかかるプリオン病――スクレイピー病

動物に発症するプリオン病といわれる病気はいろいろありますが、一番古いものは18世紀から知られるスクレイピー病といわれるものです。この病気は人間ではなくヒツジやヤギに発生します。

ヒツジやヤギは基本的に群れで生息する生き物ですが、スクレイピー病に罹ってしまったヒツジやヤギは群れから離れて単独行動を始め、異常行動が目立つようになります。そしてだんだんと歩行できなくなり、立ち上がることさえできずに死んでしまいます。

このスクレイピー病で死んだヒツジやヤギを解剖してみると、脳がスカスカのスポンジみたいな状態、医学的にいうと海綿状脳症という状態になっていました。この病気は、1936年にキュイエ（Cuille）とシェル（Chelle）が、スクレイピー病で死んだヒツジの脳細胞を健康なヒツジやヤギ、そしてマウスに移植したところ同様の症状が出現することを証明し、伝染性の病気であることがわかりました。ただしばらくの間は、伝染する病原物質が何であるのかわかりませんでした。

伝染性であることから当初は細菌やウイルスなどが考えられていましたが、1982年にプルシナーらが異常なタンパクが原因であることを発見し、それをタンパク質のProtainと感染症のInfectionとの造語からプリオンタンパクと名づけました。このの功績でプルシナーは1997年にノーベル医学・生理学賞を受賞しています。

細菌やウイルスでもないタンパク質が伝染性の病気を引き起こすことに、研究者は驚きました。これは思いもよらなかったとしても画期的な発見でした。しかもこのプリオンタンパクは、人体にある正常なタンパク質とアミノ酸の配列は全く変わらずに、その立体構造だけが異なっているものだったのです。

パプアニューギニアのクールー病

スクレイピー病はヒツジとヤギの病気で基本的には人間には伝染しない病気ですが、1900年代からパプアニューギニアの奥地に住んでいるフォレ族という民族内で、スクレイピー病と同じ症状を来すクールー病が発見されました。

1950年代にアメリカの医学研究者であるガジュセック博士が調査を行い、この病気もプリオンタンパクが原因であると発見しました。この功績で彼もまたノーベル医学・生理学賞を受賞しています。

●カニバリズムで伝染するクールー病

ではなぜフォレ族にのみプリオンタンパクが伝染して発病したのでしょうか。それはこの民族が行う特殊な儀式に関係していました。

部族の人が亡くなると葬式が行われますが、フォレ族では亡くなった人を食べる習慣が長年あったのです。人肉を食べる習慣をカニバリズムといいますが、成人男性は主に筋肉を食べ、女性と子供は内臓や脳、脊髄を食べていました。

この習慣によってクールー病で亡くなった人、あるいは無症状ながらクールー病の異常タンパクを保因していた人を食べてしまうことによってプリオンタンパクが経口的に伝染し、フォレ族内でクールー病が広がってしまったのです。

プリオンタンパクが特に多い部位は脳や脊髄の中枢神経系です。それを主に食べていた女性や子供にクールー病が多く発症しました。現在ではこの習慣は禁止されています。

狂牛病（牛海綿状脳症：BSE）

スクレイピー病はヒツジからヒツジ、ヤギからヤギであり、またクールー病は人から人への感染です。これらの病気では種の壁を超えることはありませんでした。しかし種の壁を破り、牛から人へと伝搬したのが、1986年にイギリスで発見された狂牛病（BSE）です。狂牛病もまた異常タンパクが原因で発症するプリオン病です。

狂牛病は牛海綿状脳症とも呼ばれます。狂牛病に罹った牛は、よだれを垂らし本来なら群れで生活するところを一頭だけ離れて動き、症状が悪化すると立ち上がることができなくなり、痙攣などを起こして最後には死んでしまいます。

牛から牛への伝染は主に感染した牛からの体液や出産の時に出る血液が交じった牧草を食べることによって伝染します。また出産時に排出される胎盤を他の牛が食べてしまうことによっても感染します。しかし飼育されている牛の間で感染を一番広げてしまったのは、牛の飼料として使われるようになった肉骨粉です。

肉骨粉とは、牛を食肉加工する過程で発生するクズ肉や脳・脊髄・内臓を血液を除いて加熱処理を行なった後に油脂を除いて乾燥させ、粉末状にしたものです。これを牛の飼料として与えると、牧草のみを与えていた牛より成長が早かったのです。

この肉骨粉を作る過程で狂牛病に感染した牛が混ざっていたことで、プリオンタンパクが肉骨粉の中に混入し、それを飼料として与えられた牛が多数、狂牛病を発症してしまいました。

プリオンタンパクは熱に強い性質を持っており、１２１度で20分間滅菌消毒しても感染性は失われません。オイルショック以降、肉骨粉を生成する過程での高温加熱処理が不十分になり、プリオンタンパクが異常に多く肉骨粉に混入してしまったようです。

●種の壁を破った狂牛病

プリオンタンパクが混入している肉骨粉を飼料として与えられた牛はプリオンタンパクに感染し、その牛を食品として食べた人がプリオンタンパクに感染、ついに人が狂牛病を発症し、牛から人への種を超えた感染が起こってしまったのです。

本来、牛は草食動物であり肉、ましてや牛肉を食べることはありません。しかし人間が牛から作った肉骨粉を飼料として与えたことによってフォレ族のカニバリズムにあたる、共食いを強制してしまったといえます。現在では狂牛病の発症予防から、牛から作られる肉骨粉は規制されています。しかし鶏や豚を原料とする肉骨粉は、プリオン病発症の報告がないということで現在も作られています。

クロイツフェルト・ヤコブ病

人肉を食することや牛を介した狂牛病など特定の誘因がなく、突発的に人に発症するプリオン病があります。クロイツフェルト・ヤコブ病です。有効な治療方法もないため、診断から約1年以内には死に至ってしまう怖い病気です。

発症は約100万人に1人の割合で、世界中で大体同じ発症率で地域差がありません。家族内発生もありますが、その場合は遺伝性プリオン病といわれており、その他の80%以上の症例は遺伝性もなく原因不明で発症します。

クロイツフェルト・ヤコブ病の症状

クロイツフェルト・ヤコブ病では認知症を発症し、急速に進行し悪化します。その他、特徴的な症状として、ミオクローヌスという四肢や身体が一瞬、ピクッとなる不随意運動を起こします。

私の外来でも約10年の間で2人のクロイツフェルト・ヤコブ病の患者さんがいまし

た。

1人の方は数ヶ月前までは全く普通に暮らしていたのですが、レストランで家族と一緒に食事をしている時に店内のトイレに行ったところ、自分が食事をしていたテーブルの場所がわからなくなり、店の外で迷子になってしまったのです。家族はとてもビックリし、翌日に来院されました。

一般的な認知症はその症状が数ヶ月単位でゆっくりと進行する場合がほとんどですが、ヤコブ病の場合は週単位で急速に進行することが特徴です。

以前はこの病気の診断には髄液検査や脳波検査を行い、結果が判明するまでに時間が掛かっていましたが、最近では頭部MRI検査において特殊な方法で撮影を行うことにより、早期に診断することが可能になっています。この方法は脳梗塞の診断にも利用される「Diffusion MRI」という検査方法です。

この方法で頭部MRI検査を行うと、クロイツフェルト・ヤコブ病で障害を受けている脳の病変部位が白く光って見えます。しかし残念ながら早期に診断しても、有効な治療方法がないのは大変悔しいところです。

医原性のプリオン病

一方で、防ぐことができたプリオン病もあります。医原性のプリオン病です。私が医学部を卒業して脳神経外科に入局した1995年は、亡くなった人から採取して加熱処理した硬膜（脳を覆っている硬い膜）を脳外科手術で使用していました。頭部外傷で硬膜が大きく破損している場合や、脳腫瘍が硬膜に浸潤していて切除が必要な場合に、代用としてこの硬膜を移植していたのです。

この加熱処理したヒト由来の硬膜にプリオンタンパクが混入していた製品があり、それを手術で脳に移植したことによって医原性プリオン病が発症してしまったのです。

ヒト由来硬膜は、当時、主にドイツで生産されていました（*）。1973年に厚生省（現在の厚生労働省）で認可され、ドイツから日本に輸入され使われ始めました。この時点ではプリオンタンパクは発見されておらず、またドイツでの硬膜を採取するドナーの選別も厳密ではなかったため、プリオンタンパクの保有者やクロイツフェルト・ヤコブ病であった患者さんの硬膜が製品になってしまったのです。

私も以前は手術でこのヒト由来硬膜を使っていました。この硬膜は、人工的に作られた硬膜代用品（当時はゴアテックス）に比べ、組織適合性がとても良かったためです。

また人工的に作られた代用品は術後の感染に弱く、いったん感染を来してしまった場合には再手術でこれを取り除かなくてはなりません。一方でヒトから採取した硬膜は細菌に対する感染症にも強かったのです。このような理由から積極的に使用していたという経緯があります。

ヒト由来硬膜は1997年に厚生省が使用を禁止するまで長年にわたって使われていました。その使用によって日本では医原性プリオン病が多数発生してしまいました。

この医原性プリオン病は世界中で発生していましたが、そのほとんどが日本での発症例でした。なぜかというとドイツからの輸出の半分以上が日本だったからです。

（＊ドイツBブラウン社製「LYODURA：ライオデュラ」）

3 多剤多量処方による弊害

――せん妄等の一過性意識障害

医療機関からの処方薬や薬局で買える薬剤（OTC薬剤：Over The Counterカウンター越しに買える薬剤。旧市販薬）、サプリメント等によって引き起こされる認知症、特に多剤処方によって引き起こされる認知症が、最近問題になっています。

高齢になると皆さんいろいろな部位が痛くなったり、身体の調子が悪くなったりして医療機関を受診されます。今の日本の医療は診療科別になっており、内科、外科、整形外科、皮膚科、眼科……といろんな科目を受診し診察を受け、薬の投与を受けています。

処方された薬をもらう薬局が同じところであれば薬剤師が重複している薬がないか、併用して問題になる薬はないかを調べてくれますが、各医療機関での院内処方であったり、違った薬局から処方を受けた場合は薬剤チェックが不十分になってしまい、同じような作用の薬を多数、重複して内服してしまう場合が発生します。

高齢者は一般的な常用量の内服でも副作用が予想より強く出てしまうことがあり、たとえ少量でも多剤内服では危険な状態になることもあります。

国内の報告では**5剤以上の内服で転倒しやすくなり、6剤以上では薬剤による有害事象がより多く発生する**といわれています。

そして高齢者では多剤併用による薬剤の相互作用によって認知症症状を来す場合があるのです。防止するためには、まず服用している薬剤を医師に正確に申告することが大切です。

●ドラッグストアで買える薬にも注意が必要

医師が処方する薬だけでなく最近では街の薬局やドラッグストアでも、以前では処方箋がないと購入できなかった薬が簡単に入手できるようになっています。

これらの内服薬も場合によっては認知機能を低下させることがあります。

薬局で市販されている薬（ＯＴＣ薬）には、強い胃薬や睡眠薬に似た成分のものもあります。また、風邪薬や花粉症薬には抗ヒスタミン作用があり、高齢者では強い眠気やボーッとするなどの症状、集中力の低下などを来すことがあるので注意が必要です。

●OTC薬でも「せん妄」が起こる

市販されている総合感冒薬や睡眠薬、H_2ブロッカーといわれる胃薬で、高齢者では認知症と間違えるような精神状態が引き起こされることがあります。これは「せん妄」といわれる状態です。

せん妄とは、比較的急速に発症する意識障害のことです。日時や自分が現在いる場所などがわからなくなり、興奮状態になってしまいます。暴言や暴力行為が見られることもあり、周囲の人が興奮を収めようと話しかけても反応が正常ではありません。逆に動きが悪くなり、反応が鈍くなってしまう場合もあります。

このせん妄ですが、特に夕方から夜間にかけて症状がひどくなる傾向があります。このときには一見するとアルツハイマー病のような認知症と似た症状になりますが、適切な治療で回復しますので鑑別することができます。

一般的な認知症は意識障害を伴いませんが、**せん妄は意識障害を伴います**。せん妄中は話しかけてもおかしな反応しか戻ってこず、その期間の自分の言動について本人はまったく覚えていません。

せん妄には、興奮・暴言・暴力行動などの活動性が亢進する「過活動性せん妄」と、それとは逆に活動性が低下して無気力・無表情・傾眠の「低活動性せん妄」とがあり、さらにこれらが混在している「混合型せん妄」があります。せん妄は薬剤が影響して発症する場合が多いのですが、体調不良や脱水などが原因でも出現します。

また患者さんが置かれた環境が変化することでも発症します。特に入院した時などは体調不良に加えて、自宅から病室へと周りの環境が変化することによって起こしやすくなります。

入院前までは穏やかに過ごされていた高齢の方が、入院を契機に目の色が変わって興奮して騒ぎ出したら要注意です。医師や看護師のいうことはまったく聞く耳を持たず、「家に帰る」「殺される」と大声で叫んだりします。これがせん妄です。急激な環境の変化に脳が混乱を来してしまったのです。

せん妄の治療

治療はシンプルです。薬剤が原因の場合にはすみやかに減量もしくは中止します。入院などの環境変化が原因である場合は、早めの自宅退院で元の環境に戻すことが重要です。しかし、急に退院しろといわれても難しい場合があります。その場合は一時的に鎮静剤を使用します。

コラム

多剤処方の弊害

今はお薬手帳が一般的になっており、薬を処方する我々医師も患者さんが持参するお薬手帳を見て処方内容の確認ができるようになっています。逆にお薬手帳がないと大変です。受診された患者さんが何の薬を服用しているのか本人に聞いても、「いっぱい飲んでいるけど何の薬なんだかわからないよ。薬でお腹がいっぱいになってしまう」といい、要領を得ない場合も多いのです。

私の外来でも服用されている薬の内容を理解されていない患者さんがとても多いように思われます。難しい病名や薬の名前を忘れてしまいそうならば、担当医にお薬手帳やメモに書いてもらいましょう。

特に血液を固まりにくくする抗凝固薬であるワーファリンなどの特殊な薬は、事故や急病等で入院、手術が必要な場合に、なぜ服用しているのか、内服を止めても大丈夫なのかがわからないと治療の判断が遅れてしまうことがあります。ご自分の身を守るためにも、病名や服用している薬の内容は最低限知っておいてください。診察してもらった医師には診断名や何のための薬であるのか聞いておくようにしましょう。

お薬手帳がなく本人も何の薬を飲んでいるのかはっきりしない場合には、効能が同じような薬が重複して処方されてしまうことがあります。高齢者では薬剤を分解して体外に排出する働きを行う肝臓や腎臓の機能が低下しているので、副作用が強く出てしまいます。

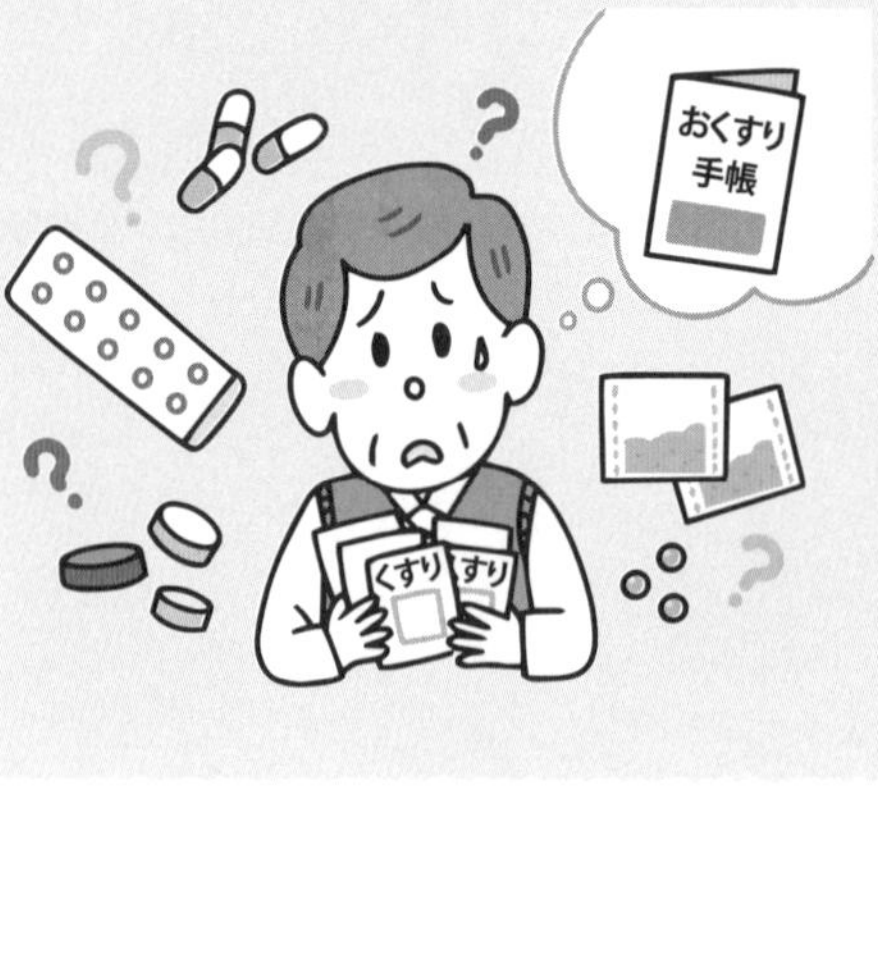

多剤処方の弊害は、ポリファーマシーという言葉で話題になっています。これは1人の患者さんが複数の薬剤を服用している状態を示しますが、1日に5剤以上の

薬を内服している場合を指すことが多いようです。しかし、医師の立場からすると、高血圧症や高脂血症、糖尿病などの生活習慣病の治療だけでも5種類以上は処方しなくてはいけない場合が時にあります。

高齢者では加齢とともに病気が増え、多種多様な症状が出てきます。その症状や病気の全てに対応していたら、おのずと内服薬が増えてしまいます。外来患者さんの中には数えたら20種類以上の内服をしていた人もいました。多数の内服薬のために胃を悪くして、胃薬も複数飲まれていました。これはでは本末転倒です。我々医師も安易な処方を考え直さないといけません。

第4章

認知症の予防方法

認知症予防のためにふだんの生活のなかでできるのはどんなことでしょうか。いろいろな方法を見たり聞いたりしますが、実際はどうなのでしょう。

まず、認知症予防に一番重要なことは糖尿病、高血圧症、高脂血症に代表される生活習慣病の予防です。それは、日々の運動や今までの食生活を見直すことから始まります。しかし、生活習慣病がなぜ認知症予防につながるのかピンと来ない方も多いと思います。ここでは生活習慣病がなぜ認知症を引き起こすのか現時点でわかっていることを紹介するとともに、その理解を深めることによって、運動や日々の食生活の改善がいかに大切であるのかがおわかりいただけると思います。

今日からできることを、ぜひ行ってみましょう。

1 認知症の危険因子　生活習慣病の予防

これまでの多数の報告から確実に言えることは、生活習慣病を予防することは認知機能維持に大変重要だということです。

生活習慣病とはここでは糖尿病、高血圧症、高脂血症を指します。これらの生活習慣病は脳卒中の危険因子でもあります。

脳卒中が原因で、脳血管性認知症が発生します。またアルツハイマー病に脳血管障害を合併すると、認知症症状が急速に悪化します。最近ではアルツハイマー病と脳血管性認知症が合併している場合が多いとも報告されています。

脳卒中を予防することは、認知症の発症予防や進行予防にとても重要なのです。脳卒中にならないようにするには、生活習慣病の予防に十分気をつけて、またその必要があれば内服での治療が必要です。

生活習慣病は、それ自体が認知症発症の危険因子なのです。

糖尿病と認知症との関係

初めに糖尿病と認知症との関係について説明します。糖尿病には1型糖尿病と2型糖尿病とがあります。

1型糖尿病とは、血糖を下げる効果があるインスリンが膵臓から分泌されなくなり、血液中の血糖が上昇することによって発症します。15歳以下の若年者に多く発症しますが、全年齢層に発症する可能性もあります。発症には、膵臓にあるインスリンを分泌する細胞を障害する自己抗体ができてしまう場合と、ウイルス感染症などが引き金となって突然発症する場合があります。採血で抗GAD（グルタミン酸デカルボキシラーゼ）抗体という抗体を測定することによって診断できます。

2型糖尿病は、こちらが皆さんご存知の一般的な糖尿病です。1型糖尿病と違ってインスリンは分泌されています。しかし、肥満や運動不足、暴飲や暴食の繰り返しによってインスリンの作用が弱まってしまっている状態です。これをインスリン抵抗性が上昇している状態といいます。

インスリンは体内の各細胞内に血液中のブドウ糖を取り込む際に必要とされますが、2型糖尿病の場合にはその取り込み作用が障害されています。つまり血液中にインスリンは存在するのですが、ブドウ糖が正常に各細胞に取り込まれないため結果的に血糖値が上昇している状態なのです。

そして、この2型糖尿病は、アルツハイマー病発症の重大な危険因子となります。糖尿病の治療で経口血糖降下剤を内服している人は、正常者と比べてアルツハイマー病になる可能性が約2・4倍、インスリン治療をうけている重度の糖尿病の人は約4・3倍増えるとの報告があります。

後述コラムに出てくる日本の久山町における研究（237ページ参照）でも概ね同様の結果でした。糖尿病は脳血管性認知症においても約2・4倍のリスク上昇があるとされています。

マウスを使った実験でアルツハイマー病の原因である老人斑を持つマウスと、それに加えて糖尿病を合併させたマウスとを比較したところ、糖尿病を合併させたマウスの方がより早期から認知機能障害を来し、脳内の老人斑も大幅に増加していました。

3型糖尿病ともいわれるアルツハイマー病

糖尿病があると、なぜアルツハイマー病発症の危険性が増大するのでしょうか。これには諸説がありますが、最近、有力視されている学説と併せて治療法を紹介します。

インスリンは主に膵臓から分泌されると考えられていましたが、最近になって膵臓以外にも、脳内にある神経細胞や神経細胞を支えるグリア細胞からもインスリンが分泌されていることがわかってきました。

特に神経細胞から分泌されるインスリンの量は予想外に多く、最近の研究では血液中のインスリンより脳内で分泌されているインスリンの方がかなり多いことがわかっています。脳内のインスリンがこれほど多いということは、脳内でインスリンが非常に重要な働きをしているものと考えられます。

先ほど述べたようにインスリンは細胞にブドウ糖を取り込む作用がありますが、脳内でも同様です。神経細胞の唯一の栄養源はブドウ糖であり、インスリンは神経細胞内にブドウ糖を取り込む働きをします。

脳内で1型糖尿病のようにインスリンの分泌が減少したり、また2型糖尿病のようにインスリンの効きが悪くなってしまう状態、すなわちインスリン抵抗性が亢進した状態になると、アルツハイマー病を発症しやすくなると考えられています。これらのことから、アルツハイマー病は3型糖尿病とも呼ばれることもあります。

インスリンの効きが悪くなった状態では、ブドウ糖が神経細胞に正常に取り込まれません。

ブドウ糖が取り込まれない神経細胞は、不足しているブドウ糖を取り込もうとしてインスリンを過剰に分泌します。しかし、インスリン抵抗性が亢進した状態の脳内ではインスリンが正常に機能しません。その結果、脳内のインスリンが異常に上昇した状態となってしまうのです。

脳内には過剰となったインスリンを分解する酵素、インスリン分解酵素（ＩＤＥ）といわれているものが備わっていますが、ＩＤＥには同時に、アルツハイマー病の原因である老人斑を除去する作用があることがわかっています。

つまり脳内高血糖が続くと、脳内インスリン分泌が増大し、増大した脳内インスリンを分解するために、ＩＤＥが多量に消費されてしまいます。その結果、老人斑を除去するというアルツハイマー病発症を抑制する作用が減弱してしまうと考えられています。

●脳内インスリンを補充してアルツハイマー病の進行を抑制する

一方、アルツハイマー病では脳内のインスリンが低下しているとの報告も多数あります。脳内のインスリン量は髄液中のインスリンを測定することによって推測ができます。その結果、アルツハイマー病では脳内が高インスリン状態（インスリン抵抗性が亢進した状態）だけではなく、逆に、インスリンの絶対量が低下している状態もあることが判明しました。

このような脳内のインスリン低下状態では、不足しているインスリンを外部から補充して脳内高血糖を改善させ、同時にアルツハイマー病の進行を抑制させようとする試みがなされています。とはいっても脳内に外科的手技を用いてインスリンを直接注入するわけにはいきません。そこで考え出されたのが、鼻腔内（鼻の中）にインスリンを投与して脳内に届ける方法です。インスリンを特殊な装置を用いて点鼻するのです。この治療方法は、偏頭痛の治療薬ですでに実用化されています。

では、鼻腔内に投与したインスリンはどうやって脳に届けられるのでしょうか？

■脳神経が外界と直接接する嗅覚

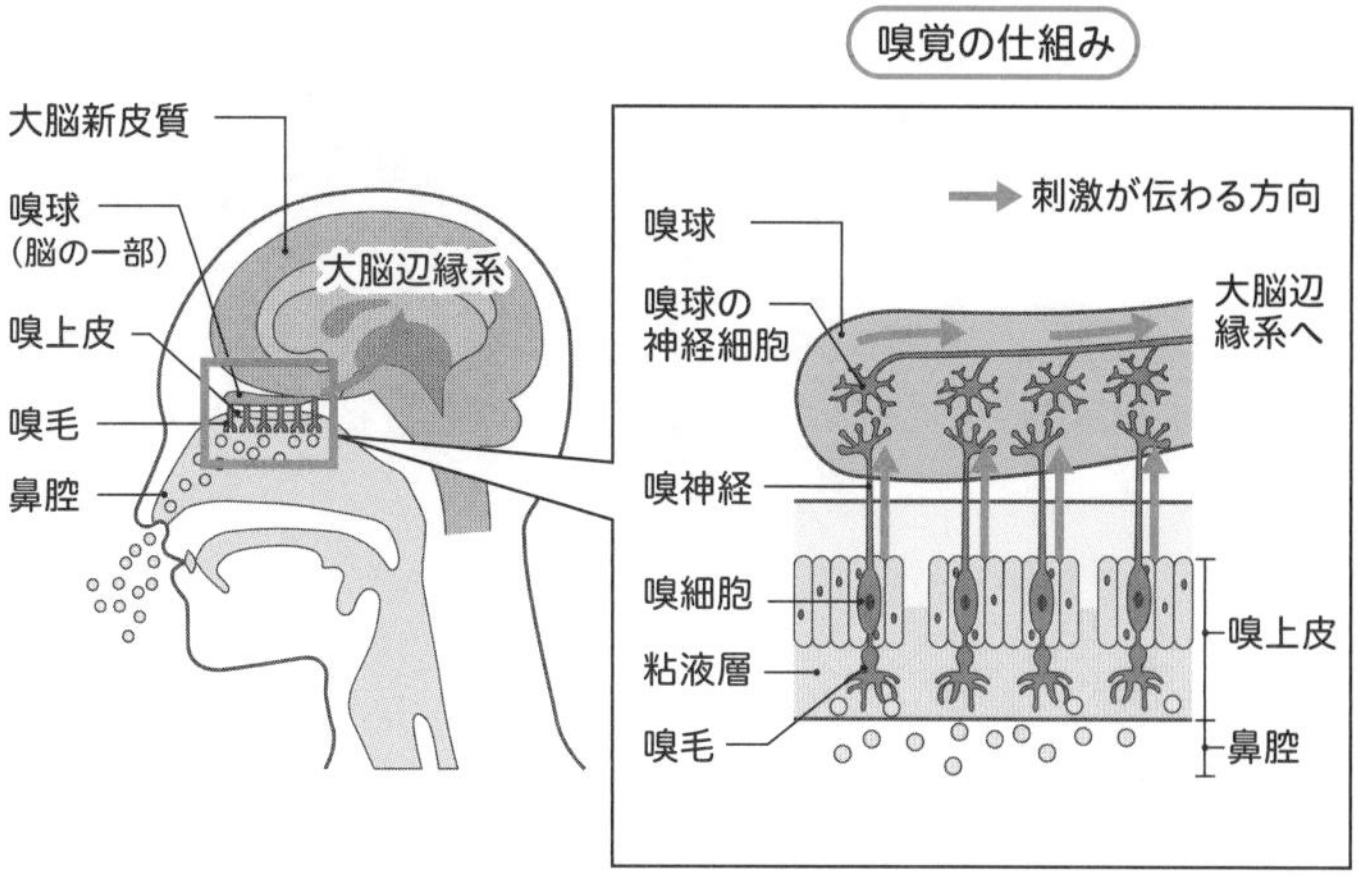

それは鼻腔内にある脳神経の1つである嗅神経を介して脳内に運ばれるのです。

12ある脳神経のうち、外界と脳神経が直接接しているのは嗅神経のみです（227ページコラム参照）。神経細胞は通常、軸索という長い線維を伸ばして隣の神経細胞とシナプスを介して繋がっていますが、この嗅神経は双極神経細胞といって、1つの神経細胞が両足を伸ばすような形で軸索を伸ばし、鼻腔内の粘膜と脳内にある嗅球（嗅覚中枢）が直接、繋がっているのです。

この嗅神経の特殊な構造によって鼻腔内に投与された薬剤は直接、脳内に広がっていきます。実際に鼻腔内に投与されたインスリンは、鼻腔粘膜から嗅神経を介して嗅球にある嗅覚の一次中枢に広がり、その後、脳内に広がって行くことが観察されています。

鼻腔から投与されたインスリンは脳内に広がりますが、血液中のインスリン濃度には影響を来さないことがわかっているので、この方法で血糖値が下がってしまい低血糖発作を起こすことはありません。実際にＭＣＩ（軽度認知障害）から早期のアルツハイマー病患者さんにこのインスリン鼻腔内投与を行った治験がありますが、その結果では、アルツハイマー病の一部の人では効果が認められました。今後のさらなる研究に期待がかかります。

●高インスリン血症でもアルツハイマー病が悪化する

一方、脳内の高インスリン状態が持続すると、インスリンを分解するインスリン分解酵素（ＩＤＥ）が過剰に消費されてしまい、アルツハイマー病の原因である老人斑を分解除去するという重要な作用が低下してしまうというのはさきほど述べたとおりです。

最近になって低下したインスリン分解酵素（ＩＤＥ）の活性を上げる薬剤が発見さ

れました。これはノーベル賞を受賞した山中伸弥先生が進めるｉＰＳ細胞を利用した実験で発見されたものです。

アルツハイマー病の原因である老人斑を持つ細胞をｉＰＳ細胞から作成し、既存の

脳コラム

嗅覚は脳神経が外界と直接接する!!

12ある脳神経のうち、鼻腔内に分布している嗅神経はにおい、嗅覚を識別しています。この嗅神経が、脳神経のうち唯一外界と直接接しているというのは驚かれる方も多いかもしれません。

この嗅神経、人間以外の哺乳類の場合、においがわからなくなるとエサを取ることが難しくなるのと同時に天敵のにおいがわからず、逃れる術をなくし捕食されてしまいます。これらの理由から嗅神経の障害は死活問題であり、人間以外の哺乳類では嗅神経は定期的に新生して新しい神経と入れ替わっています。しかし人間の場合は嗅神経が障害されても直接生死に関係することはありませんので、神経再生は頻回ではありません（しかしにおいがなくなると味覚も悪くなることがあり、その影響で食欲がなくなってしまう患者さんはいます）。

各種薬剤を使って老人斑を除去する効果がある薬剤を調べました。

その結果、パーキンソン病の治療で処方されているドパミンアゴニスト（ドパミン受容体作動薬）と呼ばれる薬剤に、その効果があることがわかりました。**アポモルフィン**と**ブロモクリプチン**です。アポモルフィンは注射剤しかありませんが、ブロモクリプチンは昔からある内服薬です。

なぜこの薬が老人斑の除去に効果があるのかについてはよくわかっていませんでしたが、最近になって脳内で低下してしまったインスリン分解酵素の活性を上昇させる効果があり、その結果、老人斑が脳内から除去されていることがわかりました。この薬を使ったアルツハイマー病の治験も開始されています。

これらのことから、糖尿病が重症化しないようにする治療が重要です。たとえ、軽症の糖尿病でもアルツハイマー病の発症リスクは正常の人に比べて高いことがわかっています。認知症にならないためには、糖尿病に関してより早期から食事療法や運動療法を含めた積極的な予防や早期の治療が必要です。

高血圧症と認知症との関係

高血圧症はいわずと知れた脳卒中の危険因子です。高血圧だけではほとんど自覚症状が出ないため放置されている方も多いかと思いますが、長期に放置すると心臓や全身の血管にダメージを与え、また脳に対しても悪い影響を及ぼし認知症、特に**脳血管性認知症**の原因となります。

狭心症や心筋梗塞などの既往がある人は認知症発症リスクが約1・5倍、脳卒中の既往がある人は約2・6倍に上昇するといわれています。久山町の報告（237ページ参照）では高血圧症の人は正常な人と比べると、脳血管性認知症を発症した人が4・5倍から5・6倍多いとの報告もあります。

また、高血圧は脳血管性認知症だけでなく、**アルツハイマー病の発症とも相関する**ともいわれています。特に中年期、40歳から64歳までの年代に高血圧を放置すると、65歳以降のアルツハイマー病の発症の危険性が高くなると報告されています。

●高血圧治療の大原則　減塩

高血圧症の治療の大原則は減塩です。塩分の摂取量が多ければ多いほど、高血圧症の発生が高くなるのです。日本人の塩分摂取量は平均で男性は11・0g、女性では9・3gといわれています。

ブラジルのヤノマノ族という部族は、地理的環境などによって1日の塩分摂取量がなんと1g程度だそうです。またアフリカのマサイ族の主食はヤギのミルクだそうですが、その食生活での1日の摂取量は約2gだそうです。これらの人々の間では高血圧の人はいないそうです。減塩すると血圧は上がらないのです。

人が1日に摂取する塩の量が1～3gで生活している社会を**無塩文化**の社会といわれます。さすがに1日3g以下の無塩文化は現代の日本では不可能と思われますが、できる限りの減塩が重要です。

人間には太古の昔から塩分を体内に保持するための機能が備わっています。腎臓は血液から濾過された塩分を尿から約99％再吸収して血液に戻します。したがって体内にある余分な塩分はなかなか体外に排出されません。人間に必要な塩分量は1日約

1・5g程度といわれますが、体内には常に約200gの塩分が保たれています。血液中に余分な塩分があると、それを薄めるために相対的に血液量が増加し、その結果高血圧症がもたらされるのです。

また最近のマウスを使った研究によると、マウスに塩分を多く含むエサを摂取するよう強制したあと急に減塩食のエサに変更したところ、麻薬中毒患者が麻薬を欲しがる時に増えるタンパク質と同じものが血液中に増えることがわかりました。

これは塩分を多く摂取する習慣を長年続けてしまうと、麻薬と同じように塩分を多く取りたい欲求が生まれ、**塩分依存症**になってしまうのです。

先ほども述べましたが、日本人の塩分摂取量は平均で男性は11・0g、女性では9・3gといわれています。**塩分摂取量は年齢が上がるほど増加**し、特に60歳以上では多く摂取する傾向があります。世界的に見てみるとアメリカは9・0g、イギリスで8・0g、フランスが7・5g、オーストラリアは6・2gと日本よりも低めです。日本と同じ主食が米食である韓国でも9・9gとなっています。日本人の塩分摂取率は世界的に見ても高いのです。

1950年代の日本の塩分摂取は1日15gでした。その当時と比べると徐々に低下

■ARBによる降圧のしくみ（血圧上昇に作用するアンジオテンシンを阻害）

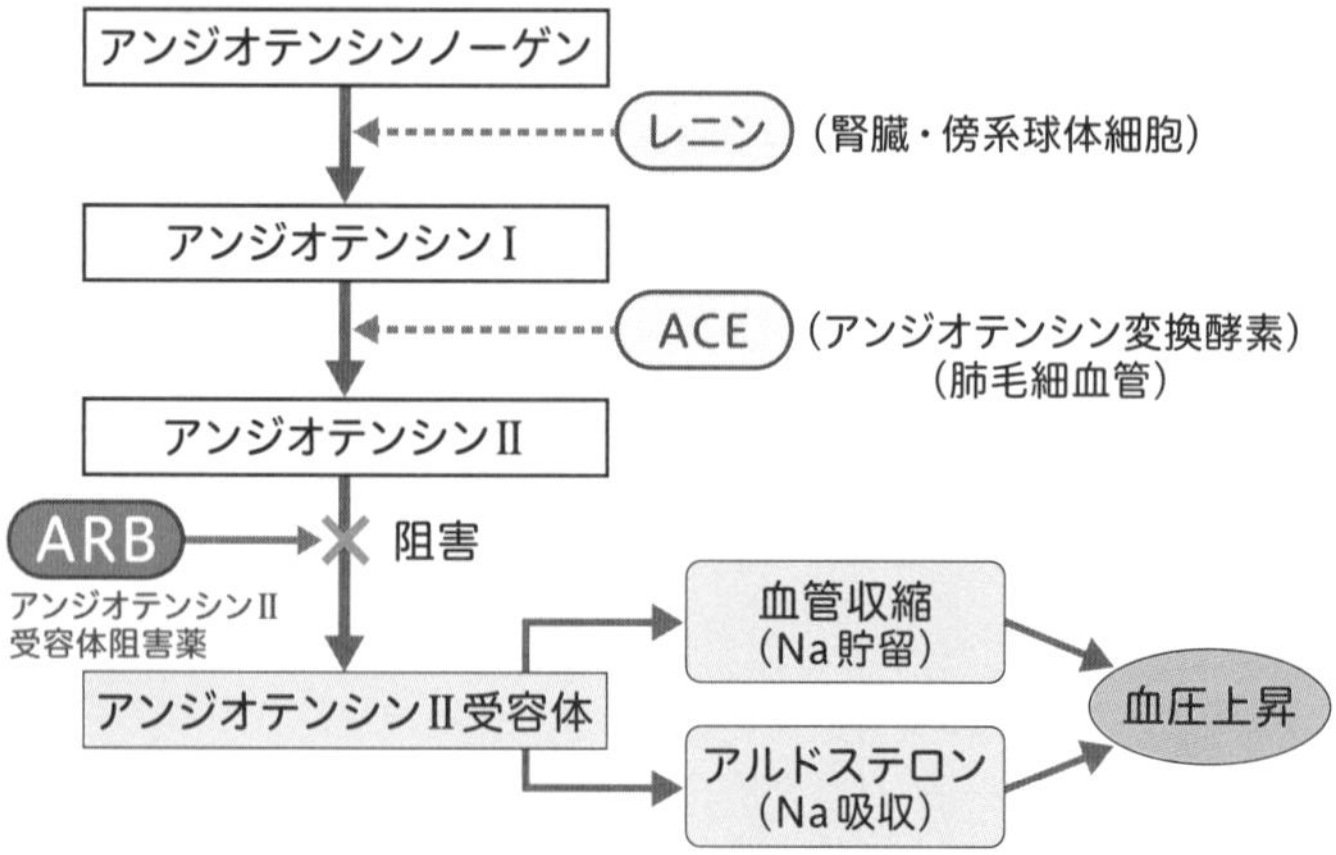

してはいますが、まだまだ多いのが現状です。WHOの塩分摂取量の目標は1日5g以下です。小さじ1杯の塩分が約6gですので、いかに少量であるのかわかります。

●降圧薬治療

高血圧の基本治療は減塩ですが、それだけでは下がらない場合には降圧薬を処方します。降圧薬にはいろいろな種類がありますが、認知症に関しては特にアンジオテンシンⅡ受容体阻害薬（ARB）という種類の降圧薬がよいとの報告があります。この薬剤は、血液中に存在するアンジオテンシンⅡという物質が作用する受容体をブロックすることによって血圧を下げます。

アンジオテンシンⅡは血圧を上昇させる作用とともに副腎から出るアルドステロンというホルモンの分泌も一緒に促します。このアルドステロンは腎臓に働き、ナトリウムの再吸収を促進させることによってさらに血圧を上昇させます。

米国での試験ですが、約8万人以上の人を対象にした認知症と降圧薬の種類との関係を調べた結果があります。それによると降圧薬のなかでARBを内服していた人は脳血管性認知症だけでなく、アルツハイマー病に限っても予防効果があったということです。しかしなぜ、降圧剤の中でもARBがアルツハイマー病の予防効果があったのか詳細はまだわかっていません。

高脂血症と認知症との関係

高コレステロール血症が、脳血管性認知症やアルツハイマー病に関して危険因子であるとの報告も多くあります。特に**中年から壮年期にかけての高脂血症がその後の認知症発症と相関**します。

人間の体内にあるコレステロールの約25％は脳内に存在していますが、コレステロールの代謝異常はアルツハイマー病の原因であるアミロイドタンパクの産生や、それが凝集して作られる老人斑の形成に関与していることがわかっています。

高脂血症の治療薬には**スタチン**という薬がよく処方されます。一概にコレステロールといってもいろいろな種類があり、この薬剤は血液中のＬＤＬ（悪玉）コレステロールを減少させ、ＨＤＬ（善玉）コレステロールを増加させる作用があります。

●スタチンが脳内のコレステロール代謝にも影響する可能性がある

血液中のコレステロールと脳内に存在するコレステロールは血液脳関門（血液中の有害な物質が脳に侵入しないように守る機能）によって隔てられているため、血液中のコレステロールが高いからといって脳内のコレステロールが高値であるとは限りません。

血液中のコレステロールはスタチンで低下しますが、脳内のコレステロールがどう変化しているのかはよくわかっていませんでした。

しかし最近になってその一端が解明されてきています。脳内のコレステロール代謝に特異的な物質として、24S－ヒドロキシコレステロール（セレブロステロール）という物質が注目されています。セレブロステロールはそれ自体が神経毒性を持ち、脳内に増加することによって神経細胞に悪影響を与えることがわかっており、アルツハイマー病や脳血管性認知症で血液中にも増加していることもわかっています。

脳内のコレステロール代謝を反映し、神経細胞に悪影響を与えるセレブロステロールですが、高容量のスタチンを内服すると血液中で低下していることがわかりました。これはスタチンの内服が脳内のコレステロール代謝にも影響を与えた結果と思われます。

高脂血症の治療薬でもある**ビタミンE**もセレブロステロールを抑制する効果があることがわかっています。ビタミンEの摂取もなるべく行った方がアルツハイマー病予防に関してはよいと思われます。

●スタチンでアミロイドタンパクが減少するか

実際に最近報告されたロッテルダム試験というものでは、スタチンの内服は将来的にアルツハイマー病の発生を約半分にまで低下させるとの報告があります。

スタチンは試験管内の実験でアミロイドタンパクの産生を低下させることがわかっています。その後の動物実験においてもスタチンを内服させた場合では、脳内のアミロイドタンパクの減少が証明されています。

これはスタチンがアミロイドタンパクを産生する過程で作用するγセクレターゼという酵素を阻害しているのではないかといわれています（33ページ図参照）。

これらの結果を裏付けるようにロックウッド（Rockwood）らやデュフォイル（Dufouil）らの報告では80歳までスタチンを内服していた人はアルツハイマー病の発生率が低下していると報告しており、ジック（Jick）らも50歳以上の１３６４名を約6年間追跡した結果、スタチンを内服していた人の方がアルツハイマー病の発生が少なかったと報告しています。

スタチンと一概に言ってもいろいろな種類がありますが、特にロバスタチンとプラバスタチンの2種で効果があるようです。しかし一方で、スタチンを内服していてもアルツハイマー病の発生を抑制することはできないとの否定的な報告もあります。

コラム

久山町研究

福岡県福岡市に隣接した糟屋郡久山町の住民を対象に、1961年から脳卒中、心血管疾患などの疫学調査が行われています。

なぜ久山町なのかというと、久山町住民は全国平均とほぼ同じ年齢・職業分布をもっており、偏りのほとんどない平均的な日本人集団であることから、選ばれました。

追跡調査の精度が高く、生活習慣の移り変わりの影響の変遷もうかがい知ることができるため、現在では久山町での調査がいろいろな分野の研究に利用されています。

九州大学大学院
久山町研究ウェブサイト
http://www.hisayama.med.kyushu-u.ac.jp/

2 今日からできる認知症予防

今日からできる 運動療法

運動が身体によいことは皆さんご存じでしょう。これは認知症予防に関しても有効です。

運動することによって足腰の筋力が維持され転倒予防になります。転倒は骨が脆くなっている高齢者の骨折の原因となり、その治療で入院すると筋力低下がますます進行し長期入院になると認知機能も悪化します。

高齢者の筋力低下、運動不足は歩行速度の低下をもたらし、歩行速度の低下が認知症発症の極めて重要な危険因子であることがわかっています。

●早歩きは認知症発症予防に効果的

これまでの報告で歩行速度がおおよそ80㎝／秒以下まで遅くなると、認知症発症の危険性が急速に高まるといわれています。80㎝／秒の速度といわれてもピンとこないと思いますが、おおよその目安があります。

日本の横断歩道の青信号の時間は、歩行者の歩行速度が１００㎝／秒で渡りきれるように調整されています。横断歩道で信号機が青から赤に変わるまでに渡りきれないと、歩行速度が１００㎝／秒以下ということになります。これを目安に意識的に早歩きすることを習慣にしましょう。

早歩きは認知症の発症予防に効果的と考えられます。実際に歩行速度が速い人は認知症発症のリスクが64％低下し、遅い人はリスクが23％増加するといわれています。散歩やジョギングなどの適度な運動すると脳血流量が増加し、全身の筋肉から脳由来神経栄養因子：ＢＤＮＦ（brain-derived neurotrophic factor）という物質が血液中に分泌されることがわかっています。このＢＤＮＦは脳に作用して脳細胞の新生を促す効果があります。特に記憶の中枢である海馬の萎縮を予防する効果があるといわれています。

■コグニサイズで認知症予防

ウォーキング＋しりとり

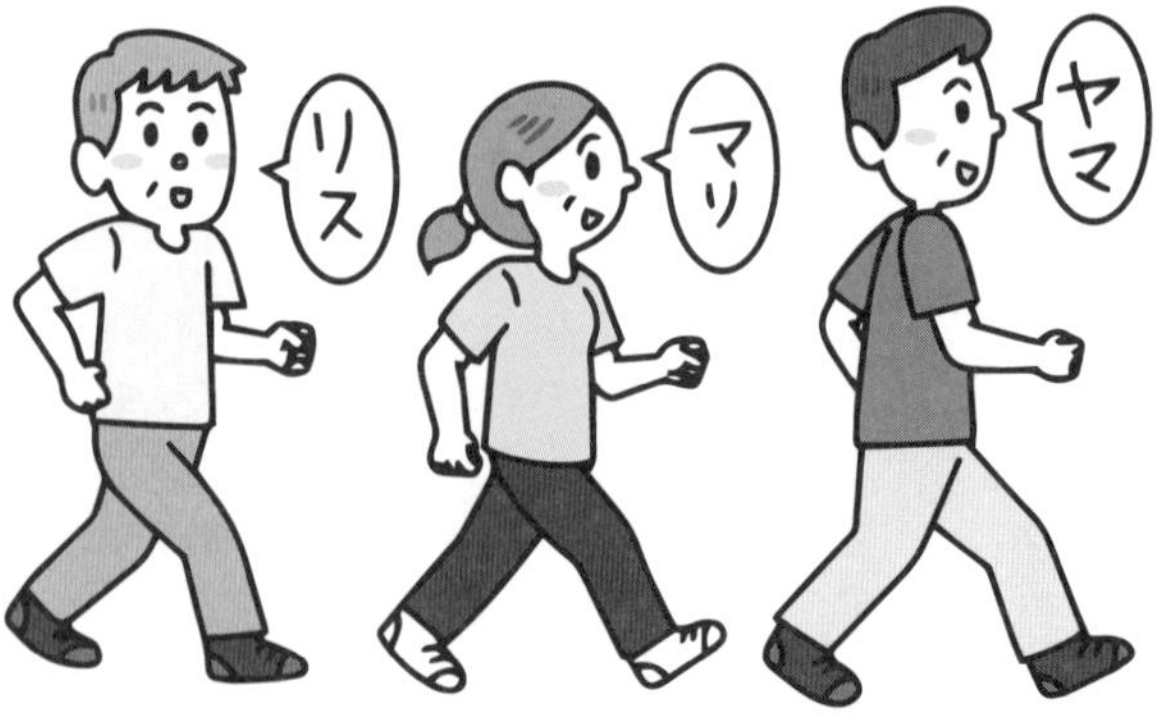

コグニサイズを取り入れよう

認知症予防に際し、どの程度の運動をどれくらいしたらよいのか明確な基準があるわけではありませんが、大体週2回程度、1回90分くらいの有酸素運動がよいといわれています。

運動だけではなく、脳を使うことを一緒に行うと効果が倍増します。国立長寿医療研究センターが開発した、**コグニサイズ**という取り組みがあります（上図参照）。やや早歩きをしながら一緒に歩いている人としりとりをしたり、風景を見ながら俳句を作ったりするものです。頭を使いながら、考えながら運動するのが認知症予防に効果的ということが明らかになっています。

皆さんもぜひ試してみてください。

今日からできる 食事療法

健康維持に食生活はとても重要ですが、認知症予防に対しても効果的な食事といわれているものがあります。

それは、**地中海料理**です。地中海料理とはイタリア、ギリシャ、スペインなどの地中海沿岸の国々で主に食べられている料理をいいますが、次のような特徴があります。

①野菜やフルーツが豊富
②肉よりも魚介類を多く使う
③鶏肉が多め、逆に牛肉や豚肉は少なめ
④オリーブオイルをたくさん使用する（これが1番重要）
⑤豆類やナッツを多く摂取する

⑥ときどき、低脂肪のヨーグルトやチーズを食べる
⑦適量の赤ワインを飲む（赤ワイングラス1杯程度）
⑧ソーセージやハムなどの加工肉はあまり食べない
⑨お菓子やケーキはほどほどにする

スペインのバルセロナに住んでいる65歳以上の人約４５０人を対象に、地中海料理とその料理内容の特徴が認知症予防に効果があるかどうかに関して検討した結果があります。

それによると、地中海料理を食べる群、週に1リットル以上のエキストラバージンオイルを摂取する群、地中海料理と1回30ｇのナッツ類を食べている群では、それ以外の群に比べて高齢になっても認知機能が維持されていることが明らかになりました。

また、マウスの実験においても、オリーブオイルを摂取したマウスの方が脳内の老人斑の形成が少ないという結果でした。

これはオリーブオイルやナッツ類に多く含まれる不飽和脂肪酸、特に**オメガ3**や**オ**

レイン酸といわれる物質が抗酸化物質として作用し、抗認知症作用を示したと考えられます。

つまり認知症予防には肉中心から魚中心の料理を心がけ、特に調理に際しては**オリーブオイルを多く使う**ことが有効と考えられます。

また先に述べたように食事とともに適量のポリフェノールを多く含む赤ワインを飲むとよいでしょう。しかしここで肝心なのが、適量というキーワードです。飲み過ぎは逆効果ですのでご注意ください。適量とはワイングラス1杯程度です。お酒好きの私にとっては赤ワイングラス1杯だけ、とは悲しい限りですが……。

3 認知症発症予防のために

――「認知予備能」の向上をめざす

認知症にならないため予防に関してもいろいろと書いてきましたが、私が考える最も効果的で重要な発症予防方法は、ここで紹介する「認知予備能」の向上です。これはたとえ脳内にアルツハイマー病の病理があっても、認知症を発症させない一番の予防方法なのです。

現在の日本の状況は65歳以上の7人に1人は認知症です。医療の発達とともに平均寿命が伸びれば、その結果として認知症の患者さんがさらに増えると考えられていきます。

しかし最近の欧米の報告では、平均寿命が伸びて長寿社会になっていながら、認知症の発症率は低下傾向であるとの報告があります。

なぜだかお分かりになりますか。その理由は医療の発達もありますが、個々の高齢者の健康志向も影響しています。さらに生活習慣病の原因となる高血圧や糖尿病、高脂血症等の予防や治療が進んでいることも要因といえるでしょう。

そして一番の要因は、生涯教育が格段に進んでいることが挙げられます。

認知症の発生原因の約35%は防ぐことができるといわれていますが、そのうちの約8%が教育に関する要素です。教育歴が16年以上の人は12年未満の人と比較すると認知症発症リスクが4分の1まで減少します。

●アルツハイマー病の病理があっても認知症を発症しない人がいる

アメリカでNun Studyという有名な研究結果があります。これは、アメリカのノートルダム修道女院に所属していた、1917年以前に生まれた修道女678人を対象とした認知症発症に関する研究です。

死後に脳解剖が行われましたが、生前に認知症でなかった人でもアルツハイマー病の特徴的な病理組織である老人斑と神経原線維変化を呈した人がかなりの人数でいることがわかりました。

現在においても死後の病理解剖でアルツハイマー病の病理組織像が確認された場合、病理医の診断は生前に認知症があればアルツハイマー病と診断し、なければ老人性脳変化と診断される場合が多いのです。これは一体、何を意味しているのでしょう？

アルツハイマー病の病理が脳内で発生していても、認知症にならない人が実際は大勢いるのです。

●「認知予備能」を高める生活

この理由について参考になる人物がいます。修道女のシスター・メアリーという女性です。

この女性は中学校を卒業後にすぐに修道院に入っています。84歳まで現役の数学教師として活躍し、１０１歳で亡くなるまで積極的に社会活動に参加し奉仕活動を行っていました。死後にこの女性の脳解剖が行われましたが、その結果、アルツハイマー病に特徴的な老人斑と神経原線維変化が多数、認められました。しかしこの女性は生前、認知機能は正常で他者とのコミュニケーションに関しても全く問題がありませんでした。いわゆる症状がないアルツハイマー病だったのです。

実はこの女性の生き方、ライフスタイルに認知症発症予防のカギが隠されています。たとえ脳内にアルツハイマー病の病理があっても、アルツハイマー病を発症する人としない人が存在します。その理由はその人が持つ**「認知予備能」**の差なのです。

この女性の生前のライフスタイルには大きく3つのポイントがあり、認知症を発症させない防御因子である認知予備能を高めるヒントがここにあります。

①規則正しい生活

修道院という環境での生活のため、決まった時間に起床・就寝し、バランスの良い食事をしていました。

②知的活動

生涯を通して数学教師という職業を持ち脳活動が活発でした。

③人や社会とのつながりを保つ

修道院での仕事や仲間とのコミュニケーションがあり、ボランティア活動を積極的に行っていました。

認知予備能を高めるためには規則正しい生活を送るのは基本ですが、読書や語学習得等の生涯学習を行うことがとても重要です。

特に語学学習は認知予備能を高める効果があり、**2ケ国語以上を習得している多言語習得者は認知症になりにくい**との報告があります。生涯学習といっても難しいことを勉強する必要はありません。趣味を生かして、楽しく苦痛なく長く行えることを探し出してください。

もう年だからダメかな、などとは思わないでください。何歳からでも決して遅くありません。認知予備能は大人になってからでも、そして高齢になってからでも高めることができます。興味を持って何事にも挑戦し、それを継続することが大切なのです。

趣味やボランティア活動などを積極的に行っている人、友人が多く旅行などに出かける人、社交的でコミュニケーション能力が高い人は認知予備能が高い傾向にあります。

そして仕事やボランティア活動、趣味などを通して、社会や人とのつながりを維持することが重要です。定年を迎え仕事を辞めてしまったり、親しい友人を失ってしまったりすると、社会や人とのつながりが途切れがちになってしまいます。このような状況になってしまった場合、たとえ1人で居るのが楽だと考えていても、家に閉じこもってしまわずに、ぜひ社会や人とのつながりを維持しましょう。

趣味を持つことや人との付き合いは、待っていても向こうからなかなかやってきてくれません。自分から積極的に少し無理をしてでも動きましょう。


現在では、活動性が高く趣味や自分の生きがいにこだわりを持つ高齢者の方も多くいます。このような生き方を持っている方を、最近ではアクティブシニアと呼んでいます。皆さん、認知症発症の防御因子である認知予備能を高めるために生涯学習を心がけ、アクティブシニアになりましょう。

自分が活躍できる生活範囲や行動範囲を積極的に広げる努力をしましょう。その努力が認知予備能の向上につながり、そして認知症の発症予防になるのです。あまり難しく考える必要はありません。認知予備能を向上させるには、将棋やマージャンなども良いといわれています。対戦相手がいるゲームで相手と楽しく話をしながら認知予備能を高めましょう。

たとえ脳内にアルツハイマー病の変化が出現しても、死ぬまで認知症の症状が出なければそれで良いのです。そのためには認知予備能をできるだけ高めておく必要があり、それは自分自身で習得しなくてはなりません。まだ学習意欲があり友人がいるうちに、そしてまだ身体が動くうちに、脳と身体を使う習慣を心がけましょう。

足腰が弱って歩くのが不安定でフラフラしますと訴える高齢者がいます。その人の話をよく聞くと、外出はフラフラして転ぶのが怖いので一日中、自宅でテレビを見ていますとのことでした。運動や散歩をせずに一日中、家でゴロゴロしていたら誰でも足腰の筋力が弱ってフラフラして歩けなくなってしまいます。私も交通事故で約2週間入院し、その間はベッド上で安静にしていましたが、初めて病棟内を歩いた時はフラフラして歩くのが困難で階段では転びそうになってしまいました。

たった2週間の入院で40歳代であった私が、歩くのも困難になってしまったのです。筋肉は使わないとすぐに萎縮するのです。

これと全く同じことが脳機能、認知機能にも当てはまります。脳も使わないとすぐに退化して認知機能が低下してしまうのです。そうならないように脳や身体をよく使って、認知予備能を最大限に高めることを目標にしましょう。

「認知予備能の向上」――これこそが認知症にならないための最善の予防方法なのです。

おわりに

私は一九九五年に東京都文京区にある日本医科大学を卒業して医者になりました。大学卒業後は生まれ故郷である長野県の信州大学に入局する予定でしたが、学生時代に大変お世話になった先輩が女子医大病院で働いていたこともあり、東京女子医科大学の脳神経外科に入局することになりました。

女子医大病院は新宿区にあり、毎日、多くの外来患者さんと救急の患者さんが搬送されて来ます。経験豊かな先生方の指導のもと、頭部外傷や脳血管障害、そして脳腫瘍などの多くの症例を経験し、手術を行い脳外科医としての技量を磨かせていただきました。

脳神経外科専門医を取得後に、埼玉県越谷市で脳神経外科のクリニックを開院しました。

その後は日本認知症学会の専門医も取得し、脳外科的疾患のみならず、認知症の診断と治療を行っています。

高齢化社会のなかで認知症患者さんは増加の一途をたどっています。アデュカヌマブのような新薬が開発されましたが、認知症の治療という面ではまだまだ厳しい状況が続いています。

医療の進歩とともに寿命が伸び、たとえ長生きできたとしても、寝たきりとなり、健康寿命（健康に生活できている寿命）が短くては意味がありません。

私の外来を受診される多くの高齢患者さんはよく「ピンピンコロリがいいな」といいます。ピンピンコロリとは、死ぬ直前までピンピンと元気に生活を送り、苦しまずにコロリと死ぬことをいいます。私も全く同意見で、自分自身も最後はピンピンコロリであの世に行きたいと切に希望しています。

しかし医療が発達した現代では、なかなかピンピンコロリとは行かせてくれません。晩年に長期間の入院生活を余儀なくされる方も多いのが現状です。一見、認知機能に全く問題がなくハキハキとしていた高齢者の方でも、入院した途端に、認知機能が急速に悪化してしまうことをしばしば経験しました。病院にいても「ここはどこ？　家に帰る！」と病院中に響き渡る大声で叫び、そして病棟を徘徊するような状態になってしまうのです。自分の置かれた環境の変化に脳が適応できずに混乱を来してしまうのです。

認知症にならないようにする最も重要なことはこの本で述べていますが、とにかく認知予備能をできるだけ高めておくことです。

死ぬ最後の時まで生きがいを持って生活し、認知症にならず、家族や友人に最後にお礼をちゃんと言ってから天国へ行きましょう。これが究極のピンピンコロリです。

2021年　初秋

著者　記す

■玉野　吉範（たまの　よしのり）

医療法人社団玉恵会　こしがや脳神経外科院長。

長野県松本市生まれ。

1995年日本医科大学医学部卒業。同年、東京女子医科大学病院附属脳神経センター　脳神経外科へ入局。東埼玉総合病院、川口誠和病院、板橋中央総合病院、至誠会第二病院、東京女子医科大学東医療センター　脳神経外科を経て埼玉県越谷市にて医療法人社団玉恵会　こしがや脳神経外科を開設。現在に至る。

医学博士。獨協医科大学埼玉医療センター脳神経外科非常勤講師、日本脳神経外科学会専門医、日本認知症学会専門医、身体障害者手帳交付医（肢体不自由）。脳神経外科領域のみならず日々、認知症患者さんに対し診断と治療を行う。また付属施設の「めぐみ」にて脳卒中患者の後遺症におけるリハビリテーションを行う。院内には認知症対応型デイサービス「健康アカデミー」（代表　渡辺英孝）もあり、認知予備能向上に向けて活動している。


論文に「中大脳動脈の流体力学的特徴」雑誌『脳神経外科29 921-930』(2001)、「Continuous laryngoscopic vocal cord monitoring for vascular malformation surgery in the medulla oblongata」米国雑誌『Neurosurgery 54 232-235』（2004）などがある。

認知症とその治療法がよくわかる本

2021年12月25日　初版発行

■著　者　玉野　吉範
■発行者　川口　渉
■発行所　株式会社アーク出版
〒102-0072　東京都千代田区飯田橋2-3-1
東京フジビル3F
TEL.03-5357-1511　FAX.03-5212-3900
ホームページ　http://www.ark-pub.com
■印刷・製本所　新灯印刷株式会社

ISBN978-4-86059-226-4